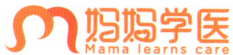

北医三院儿科专家鲍慧玲

守护孩子呼吸道

不发热　不咳嗽　不感冒

翼下健康　鲍慧玲　主编

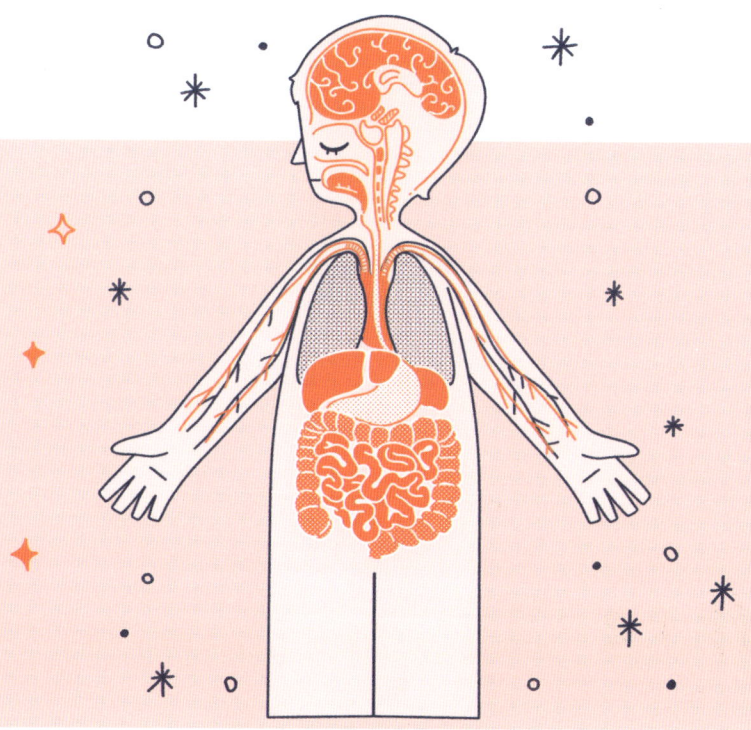

中国轻工业出版社

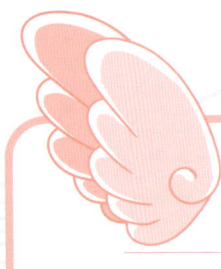

推荐序

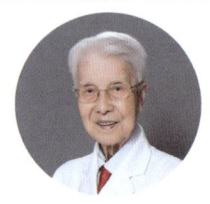

我一直有一个愿望：儿无痛，母不悲。孩子的平安、健康关系着每一个家庭的幸福、快乐，作为在祖国儿科医疗事业站了一辈子岗的老兵，我无比希望再也没有孩子因疾病而痛苦，再也没有家长因孩子生病而忧心。然而，由于孩子自身的生长发育规律，往往处于抵抗力差的年龄段，很容易被病毒、细菌找上门来，成为疾病的高发群体。

呼吸系统疾病是最常见、危害儿童身体健康的疾病之一，如何预防、宝宝患病后如何护理是每一位家长的必修课。鲍慧玲医生的这本新书针对家长们最关心、最困惑的问题进行了全面、深入的解答，从儿科医生的角度给予科学的指导，让家长少走弯路，孩子少受罪。

我曾说门诊看病需要有三分钟的口才，要在短短三分钟之内用通俗的语言把孩子的病情、治疗方案、预期效果等跟家长解释清楚。在鲍慧玲医生的这本书里就很好地体现了这一点。作为一位经验丰富的儿科呼吸系统疾病专家，她将自己从医几十年的专业知识、经验，用浅显易懂的语言表达出来，让广大家长看得懂、用得上，这是一位好医生职业素养的体现，能为这本书作序我感到十分欣慰。

医者仁心，治病救人是我们的使命，希望将来有更多的年轻医生肯在自己的专业领域钻研，并将自己的知识和经验分享给广大人民群众。愿每一位妈妈都能学点简单的疾病常识，愿每个孩子都能远离疾病、健康成长！

张金哲　　中国工程院院士
　　　　　首都医科大学附属北京儿童医院特级专家

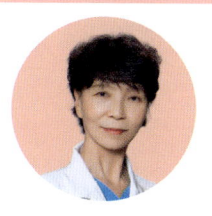

自序

呼吸道是人体唯一与外界相通的器官，也就是说它会不断受到来自大自然中的可吸入颗粒物，包括病毒、细菌、尘埃的侵袭，甚至冷空气的刺激，而产生各种各样的呼吸道症状。小孩子由于生理发育不成熟，尤其容易被侵袭。

儿科被称为"哑科"，孩子的病痛需要由家长主诉，这就需要家长具备一定的医学知识和判断力，然而大部分家长在这方面还存在欠缺。就拿最常见又相对简单的呼吸系统疾病来说，家长们仍然会表现出一脸茫然：高烧不退会不会烧坏脑子？为什么退烧药不管用？怎么总是流鼻涕？咳嗽为什么老不好？支原体肺炎怎样能根除？嗓子长疱了，会是手足口病吗？听说幼儿急疹要发烧3天，这可怎么熬？出皮疹了，会传染吗？为什么宝宝总是生病？……家长们的问题太多太多，常常围着医生七嘴八舌问个不停。靠接诊的几分钟，医生真的难以向家长们一一解释清楚，这也是我为什么要编写此书的原因之一。

作为一名在临床工作40多年的儿科医生，我接诊过多少患儿已无从考证，看到太多的家长因孩子生病而焦虑痛苦，恨不能替自己的宝宝生病。通常的场景是，怀抱婴儿的母亲在家人的簇拥下，经历几小时的候诊，到走进诊室、做检验检查，再取药及做治疗，可谓一项莫大的工程；接下来还要经历几天甚至几周的煎熬。

从选择了做儿科医生的那一天起，我就立志要当一名合格的医生，在家庭前辈的榜样熏陶下，我牢记张金哲院士的嘱咐：当医生不仅要治疗患者的病痛，还要给患者以关怀，要懂得和学习人文医学。

新时期的养育照护已经不是单纯将孩子养大这样简单，它关乎着行为、社会、情感等诸多方面，需要为养护者提供不断学习的机会和科学权威的知识。在张金哲院士倡导的"鼓励妈妈学医"、改善儿科医患关系、贯彻参与医学的理念引领下，我从事了很多宣教工作，在互联网上发布儿科常见病科普文章、视频、音频等。后来我发现，我的门诊经常会有家长在看了我的科普文章和视频后，舍近求远，慕名而来，这其中不乏来自全国各地的患者。这说明妈妈们渴求医学知识的愿望越来越强烈了。我做的科普宣教工作正是满足了家长们的需求，是利国利民、守护祖国未来、让每一个孩子健康快乐成长的大好事情，也响应了党的十九大做出的实施健康中国战略的重大决策部署，为健康知识的普及做出了自己的一份努力。

　　本书汇集了我在日常门诊的接诊中家长们比较关注也比较纠结的几种呼吸系统常见疾病，并用通俗易懂、图文并茂的形式表达出来，旨在帮助家长掌握简单的疾病常识，指导他们如何进行居家养护管理，如何在日常生活中积累经验，开导那些焦虑急躁的家长如何面对孩子的疾病，学会把控宝宝的健康状况，从容面对生病的宝宝，既不跑冤枉路，又能及时识别重症的信息。

　　让每一位妈妈都成为智慧型的妈妈，让每一位宝宝都成为健康快乐的宝宝。这也是我作为儿科医务工作者的初心和使命！

北京大学第三医院儿科医生

目录

第一章 守护孩子呼吸道

呼吸系统的组成 …………… 14
 上呼吸道 ………………… 14
 下呼吸道 ………………… 15

儿童呼吸道的特点 ………… 16
 呼吸道屏障功能差 ……… 16
 呼吸储备量小，气道阻力大 … 16

保护呼吸道健康 …………… 17
 呼吸系统的3种防御功能 … 17

呼吸道感染传播途径 ……… 18
呼吸道感染的原因 ………… 19
呼吸道感染的治疗 ………… 19

儿童常见的呼吸系统疾病 … 20
 急性上呼吸道感染 ……… 20
 急性感染性喉炎 ………… 21
 急性支气管炎 …………… 22
 毛细支气管炎 …………… 22
 支气管哮喘 ……………… 23

第二章 就诊、护理有技巧，孩子少受罪

判断就诊条件 ……………… 26
 观察孩子病情 …………… 26
 精神状态很重要 ………… 26
 体温并不是绝对的 ……… 27
 必须就医的四种情况 …… 27

正确对待抗生素的使用 …… 28
 什么是抗生素 …………… 28
 使用抗生素注意事项 …… 29

和医生有效沟通 …………… 30
 抓住重点叙述病症信息 … 30
 描述病情的技巧 ………… 31

给孩子退烧有技巧 ………… 32
 正确认识发烧 …………… 32
 发烧是凉着还是捂着 …… 33
 使用口服退烧药 ………… 34
 正确护理发烧的孩子 …… 35
 物理擦拭降温图 ………… 35

第三章 反复呼吸道感染的防治

什么是反复呼吸道感染…………38
    反复呼吸道感染诊断标准………38
    反复呼吸道感染的特点…………39

孩子反复呼吸道感染的原因……40
    生理因素…………………………40
    免疫因素…………………………40
    感染因素…………………………41
    环境因素…………………………42
    疾病因素…………………………42

反复呼吸道感染治疗原则………43
反复呼吸道感染辅助检查………43

生活细节不放松，重视家庭护理…………………………44
    预防儿童呼吸道感染……………44

药物治疗讲究方法………………46
    中药制剂…………………………46
    化学免疫性调节剂………………47
    儿童保健品………………………47

第四章 幼儿急疹

幼儿急疹与病毒感冒难区分……50
    幼儿急疹，孩子的第一场疾病…50
    幼儿急疹的典型表现……………50
    幼儿急疹的判断…………………51
    三招预判病情……………………52
    发热天数很重要…………………53

幼儿急疹的护理…………………54
    家庭护理方法……………………54

幼儿急疹的日常病情监测………55
预防幼儿急疹……………………56
护理注意事项……………………57

幼儿急疹问题答疑………………58
    Q: 幼儿急疹会得两次吗…………58
    Q: 有治疗幼儿急疹的特效药吗…58
    Q: 幼儿急疹会影响接种疫苗吗…58
    Q: 什么时候应该去医院了………59

Q: 高烧会不会烧坏脑子 ⋯⋯⋯⋯ 59
Q: 这种疹子会痒吗 ⋯⋯⋯⋯⋯ 59
Q: 这种疹子是皮肤发炎吗 ⋯⋯ 59

饮食建议 ⋯⋯⋯⋯⋯⋯⋯⋯⋯⋯ 60

多饮水，清淡饮食 ⋯⋯⋯⋯⋯ 60
猕猴桃汁 ⋯⋯⋯⋯⋯⋯⋯⋯⋯ 61
小米红枣粥 ⋯⋯⋯⋯⋯⋯⋯⋯ 61

第五章
手足口病

认识手足口病 ⋯⋯⋯⋯⋯⋯⋯ 64
手足口病的流行特点 ⋯⋯⋯⋯ 64
手足口病的临床表现 ⋯⋯⋯⋯ 66
手足口病的传染途径 ⋯⋯⋯⋯ 67

手足口病的多种表现 ⋯⋯⋯⋯ 68
疹子又痛又痒可能是感染了
CoxA6 病毒 ⋯⋯⋯⋯⋯⋯⋯⋯ 68
没有发热，也可能是手足口病 ⋯ 69
只发热不出疹也要警惕是手足
口病 ⋯⋯⋯⋯⋯⋯⋯⋯⋯⋯⋯ 69

辨别疱疹性咽峡炎和
手足口病 ⋯⋯⋯⋯⋯⋯⋯⋯⋯ 70
疱疹性咽峡炎和手足口病的
相似点 ⋯⋯⋯⋯⋯⋯⋯⋯⋯⋯ 70
疱疹性咽峡炎和手足口病的
不同点 ⋯⋯⋯⋯⋯⋯⋯⋯⋯⋯ 71

手足口病重症也危险 ⋯⋯⋯⋯ 72
手足口病重症表现 ⋯⋯⋯⋯⋯ 72
手足口病重症危害 ⋯⋯⋯⋯⋯ 73
疹子多不属于重症 ⋯⋯⋯⋯⋯ 73

手足口病治疗对策 ⋯⋯⋯⋯⋯ 74
手足口病治疗原则 ⋯⋯⋯⋯⋯ 74
手足口病家庭护理 ⋯⋯⋯⋯⋯ 75

手足口病提前预防 ⋯⋯⋯⋯⋯ 76
疫苗预防 ⋯⋯⋯⋯⋯⋯⋯⋯⋯ 76
生活预防 ⋯⋯⋯⋯⋯⋯⋯⋯⋯ 77

饮食建议 ⋯⋯⋯⋯⋯⋯⋯⋯⋯ 78
饮食以清淡软糯为主 ⋯⋯⋯⋯ 78
鸡肉香菇面 ⋯⋯⋯⋯⋯⋯⋯⋯ 79
红小豆山药粥 ⋯⋯⋯⋯⋯⋯⋯ 79

第六章 流感与感冒

什么是流感 …………………… 82
 流感侵入人体的全过程 ……… 82
 流感的类型 …………………… 83
 预防流感感染或传播的方法 … 84
 感染流感病毒的四种表现 …… 85

流感重症要点 ………………… 86
 如何判断病情严重 …………… 86
 流感常见并发症 ……………… 87

流感治疗对策 ………………… 88
 家庭护理 ……………………… 88
 流感疫苗 ……………………… 89
 抗病毒药物 …………………… 89

感冒的四种类型 ……………… 90
 风寒感冒 ……………………… 90
 风热感冒 ……………………… 91
 暑湿感冒 ……………………… 92
 时邪感冒 ……………………… 92
 感冒预防对策 ………………… 93
 流感与感冒的区别 …………… 93

饮食建议 ……………………… 94
 少吃甜食和咸寒食物 ………… 94
 多喝温水 ……………………… 94
 摄入优质蛋白质 ……………… 94
 生姜红糖水 …………………… 95
 绿豆粥 ………………………… 95

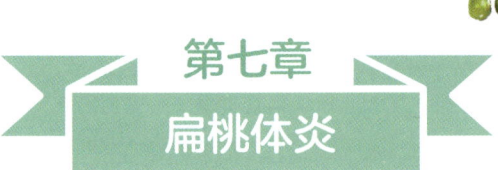

第七章 扁桃体炎

认识扁桃体 …………………… 98
 扁桃体在哪 …………………… 98
 扁桃体的作用 ………………… 98
 扁桃体炎的病因 ……………… 99

扁桃体炎的症状 ……………… 100
扁桃体肿大、化脓 …………… 101
如何预防扁桃体炎 …………… 102

扁桃体反复发炎 ………… 103
- 扁桃体反复发炎的原因 ……… 103
- 扁桃体炎对孩子的危害 ……… 104
- 扁桃体炎的治疗 ……………… 105

扁桃体炎护理 …………… 107
- 家庭护理 ……………………… 107
- 扁桃体炎术后护理 …………… 109

饮食建议 ………………… 110
- 扁桃体炎适合吃的水果 ……… 110
- 冰糖银耳雪梨羹 ……………… 111
- 金橘冰糖水 …………………… 111

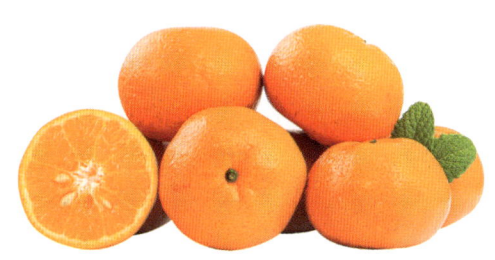

第八章
喉炎

急性喉炎 ………………… 114
- 急性喉炎病因 ………………… 114
- 急性喉炎症状 ………………… 114
- 咽炎和喉炎的区别 …………… 115

喉梗阻 …………………… 116
- 引起喉梗阻的原因 …………… 116
- 喉梗阻治疗 …………………… 117

急性喉炎紧急处理 ……… 118
- 急性喉炎治疗方法 …………… 118
- 必要的药物准备 ……………… 119
- 生活细节多注意 ……………… 119

急性喉炎家庭护理 ……… 120
- 保持安静很重要 ……………… 120
- 做好嗓子护理 ………………… 120
- 保持喉咙湿润 ………………… 120
- 室内保证开窗通风 …………… 120

饮食建议 ………………… 121
- 饮食调理五原则 ……………… 121

第九章
支原体肺炎

认识支原体肺炎 …………… 124
- 什么是支原体 ………………… 124
- 辨别支原体肺炎和其他类型肺炎 … 125
- 支原体肺炎的症状 …………… 126
- 如何诊断支原体肺炎 ………… 127

支原体肺炎的治疗对策 ……… 128
- 抗生素的应用 ………………… 128
- 支原体肺炎抗生素首选药 …… 129
- 一般处理 ……………………… 130
- 糖皮质激素应用 ……………… 130
- 对症处理 ……………………… 130
- 中西联合用药 ………………… 131

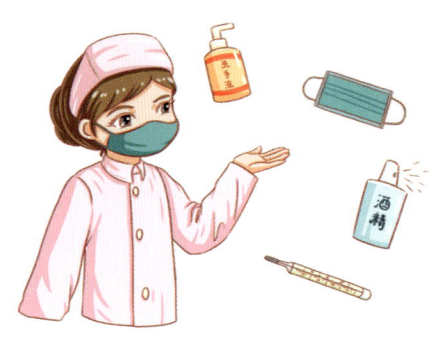

反复肺炎支原体感染 ………… 132
- 反复感染肺炎支原体的原因 … 132
- 肺炎支原体感染预后情况 …… 133

支原体肺炎家庭护理 ………… 134
- 咳嗽护理,学会拍痰 ………… 134
- 关注体温变化,注意退烧 …… 134
- 增强免疫力,远离病原环境 … 135
- 饮食清淡易消化 ……………… 135
- 保持呼吸道通畅 ……………… 135

饮食建议 …………………… 136
- 支原体肺炎感染者饮食宜忌 … 136
- 银耳雪梨百合羹 ……………… 137
- 虾仁鸡蛋羹 …………………… 137

第十章 毛细支气管炎

认识毛细支气管炎…………140
- 婴儿易感毛细支气管炎………140
- 毛细支气管炎的病因…………141

毛细支气管炎喘息…………142
- 喘得厉害怎么办………………142
- 孩子反复喘息的特点…………143
- 毛细支气管炎与哮喘的区别…143

毛细支气管炎特点及治疗……144
- 毛细支气管炎症状特点………144
- 一般治疗………………………145
- 药物治疗………………………146

毛细支气管炎家庭护理………147
- 憋喘护理很重要………………147
- 无烟环境很重要………………147
- 日常注意事项…………………147
- 不轻易给孩子输液……………148

饮食建议……………………149
- 补充蛋白质……………………149
- 补充维生素……………………149
- 增加水的摄入量………………149
- 清淡、低钠饮食………………149
- 适量进食葱和蒜………………149

第十一章 咳嗽和百日咳

咳嗽的常见病因……………152
- 分辨咳嗽的特点………………152
- 慢性咳嗽疾病分类……………153
- 不常见的慢性咳嗽情况………153

呼吸道感染后咳嗽…………154
- 什么是呼吸道感染后咳嗽……154
- 呼吸道感染后咳嗽的特点……155
- 止咳药的选取…………………155

正确处理孩子的咳嗽症状……156
- 轻度咳嗽………………………156
- 咳嗽并发热……………………156
- 咳嗽并有痰……………………156
- 季节性咳嗽……………………156
- 慢性咳嗽家庭护理……………157

百日咳 ·················· 158
　百日咳症状表现 ············ 158
　百日咳传播特点 ············ 159
　百日咳的治疗 ············· 160
　百日咳的预防 ············· 161

饮食建议 ················· 162
　慢性咳嗽饮食宜忌 ··········· 162
　山药粥 ················ 163
　牛奶木瓜汁 ·············· 163

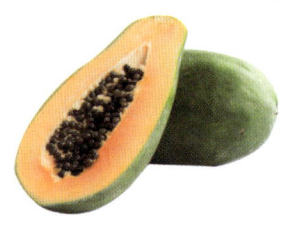

第十二章
水痘、麻疹、猩红热

水痘 ··················· 166
　水痘的症状表现 ············ 166
　水痘的传播特点 ············ 167
　水痘的治疗方法 ············ 168
　水痘与带状疱疹 ············ 169
　水痘的家庭护理 ············ 170

猩红热 ·················· 172
　猩红热的症状表现 ··········· 172
　猩红热的传播特点 ··········· 174
　猩红热的治疗护理 ··········· 175

麻疹 ··················· 177
　典型麻疹的症状表现 ·········· 177
　非典型麻疹的症状表现 ········· 178
　麻疹的传播特点 ············ 179
　麻疹的治疗护理 ············ 180
　麻疹常见并发症 ············ 181

水痘、麻疹、幼儿急疹、
猩红热诊断表 ·············· 182

饮食推荐 ················· 183
　饮食原则 ··············· 183
　牛奶红枣粥 ·············· 183

第一章

守护孩子呼吸道

儿童是呼吸道疾病的易感人群。在医院儿内科门诊的就诊儿童绝大多数都是呼吸道疾病。呼吸道感染作为儿科的常见病会对孩子身体造成伤害，提前干预，对于孩子的健康有着至关重要的作用。因此，关爱孩子，应注重做好呼吸道疾病的预防工作，防患于未然，才能让孩子免受呼吸道疾病的困扰。

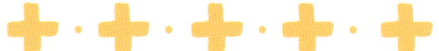

呼吸系统的组成

呼吸系统由呼吸道和肺两大部分组成。呼吸道是传送气体的管道，包括鼻、咽、喉、气管和各级支气管。肺是进行气体交换的器官，由肺实质（支气管树和肺泡）及肺间质（结缔组织、血管、淋巴管、淋巴结和神经等）组成。按照解剖分为上呼吸道及下呼吸道。

上呼吸道

临床上通常把鼻、咽、喉称上呼吸道，上呼吸道除具有传导气体的功能外，对吸入的空气还有加温、加湿、过滤的作用，以及具有吞咽、嗅觉、发音等功能。

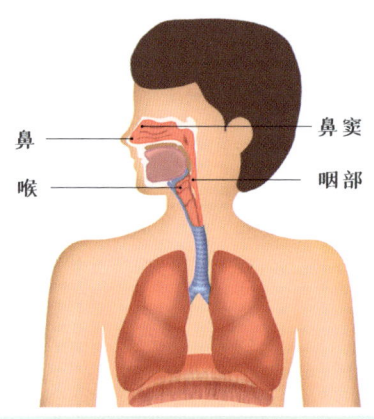

鼻：鼻腔吸入的冷空气经过上呼吸道加温，温度可接近体温，相对湿度可达80%。鼻腔内还有鼻毛，能够阻止异物和尘土的吸入。鼻腔内凹凸不平的结构使气体进入鼻腔后形成湍流，有利于截留吸入气体内的异物。但由于鼻腔相对短小，鼻道狭窄，尤其是婴幼儿鼻腔黏膜柔嫩并富有血管。当受到感染时，黏膜肿胀，容易造成鼻腔堵塞，导致张口呼吸或呼吸困难。

鼻窦：鼻窦是鼻腔周围颅骨中含气的空腔，开口于鼻腔。由于鼻窦黏膜与鼻腔黏膜相连，鼻窦口相对较大，因此急性鼻炎常累及鼻窦。

咽部：咽是呼吸道和消化道的共同通道，咽部较狭窄且垂直。咽腔分为鼻咽部、口咽部和喉咽部三个部分。鼻咽部通过咽鼓管口与左右中耳相连；口咽部是呼吸道和消化道的共同入口。紧挨喉咽部的会厌，起到分隔气体和食物到呼吸道和消化道的作用。

喉：由软骨、韧带、喉肌和喉黏膜组成。喉部呈漏斗形，声门狭小，软骨柔软，黏膜柔嫩而富有血管及淋巴组织，因此轻微的炎症就可能引起声音嘶哑和呼吸困难。

下呼吸道

下呼吸道主要由气管、支气管、支气管树及肺泡等组成，按功能可分为传导部和呼吸部。

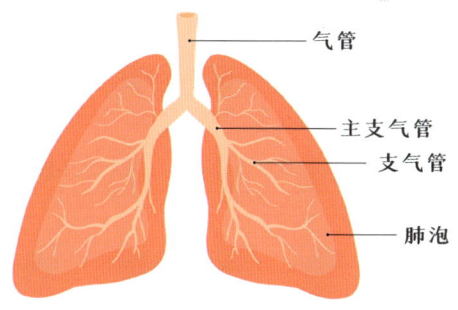

气管和支气管具有过滤的作用，吸入空气中的尘埃或颗粒物在这里过滤才能进入肺部。此外，气管腔内的黏液含有免疫球蛋白，具有抵抗细菌、病毒的作用。因此，气管和支气管是呼吸道的第二道屏障。

儿童的气管和支气管较成人短而且狭窄，黏膜柔嫩，软骨柔软，纤毛运动能力差，清洁能力不足，因此更容易发生呼吸道感染。

气管、支气管：两者都是由软骨部和膜部组成的管状结构。气管位于食管前侧，颈部正中。气管的结构有助于协调呼吸道的关闭和开放。支气管分为左右支气管，左支气管细长，右支气管短而粗，故异物较易进入右支气管，但右支气管夹角小，通气好，感染也较易控制。

肺：肺是一个表面积大而潮湿的呼吸腔，主要由支气管分支、肺间质、肺泡共同构成。气体进入肺泡内，与肺泡周围的毛细血管内的血液进行气体交换。吸入空气中的氧气，透过肺泡进入毛细血管，再通过血液循环输送到全身各个器官组织。各器官组织产生的代谢产物，如二氧化碳，经过血液循环运送到肺，然后经呼吸道呼出体外。

鼻：人体呼吸道的大门。

鼻窦：窦口与鼻腔相通，对发音起共鸣作用。

咽部：人体气息出入的通道，空气由鼻腔进出肺部的必经之路。

喉：既是呼吸器官，也是发音器官。

气管：连接喉部与肺部的通道。

支气管：对空气中的有害颗粒和外界病菌有防御和免疫作用。

肺：人体唯一的呼吸器官，负责与外界保持气体的流通和交换。

儿童呼吸道的特点

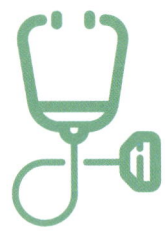

儿童易患呼吸系统疾病，这与幼儿呼吸生理系统的特点密切相关。儿童呼吸肌能力弱，肌纤维较细，呼吸系统发育不全，呼吸道免疫能力差，易患呼吸道感染。

呼吸道屏障功能差

呼吸道感染，包括上呼吸道感染和下呼吸道感染。上呼吸道感染主要指鼻咽喉部的感染，表现为感冒、扁桃体炎、喉炎等，下呼吸道感染主要是指支气管或者肺部的感染，表现为支气管炎、肺炎等。孩子出现呼吸道感染的原因有以下几种：

1. 鼻腔狭窄，没有鼻毛，因此，过滤空气的能力差，易受感染。
2. 咽管短宽且平直，容易引发中耳炎。咽部的扁桃体包括腭扁桃体及咽扁桃体，腭扁桃体1岁末才逐渐增大，因此婴幼儿扁桃体炎不常出现，而年纪稍大的儿童多见。
3. 喉腔狭窄，声门狭小，黏膜柔嫩，保护性反射功能差，容易发生声音嘶哑、喉头水肿、呼吸困难。
4. 婴幼儿较成人气管腔狭窄，纤毛运动差，清除能力差；肌肉发育不完善，上下气道弹性差，不但易受感染，还容易发生痰液堵塞。
5. 肺部血管丰富，充血多含气少，易被黏液堵塞，发生肺不张、肺瘀血等。

呼吸储备量小，气道阻力大

肺活量： 指尽力吸气后，再尽力呼出的气体总量。小儿肺活量为50~70毫升/千克。婴幼儿呼吸储备量较小，孩子发生呼吸障碍时其代偿呼吸量最大不超过正常的2.5倍，而成人可达10倍，因此儿童患有呼吸道疾病时，易发生呼吸困难。

潮气量： 不施加额外的力时，每次吸入或呼出的气量。小儿潮气量为6~10毫升/千克，年龄越小，潮气量越小。

气道阻力： 由于气道管径细小，儿童气道阻力大于成人，容易发生憋喘。随年龄增大，气道管径逐渐增大，从而阻力递减。

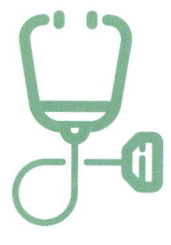

保护呼吸道健康

在生长发育过程当中,每个孩子几乎都有过呼吸道感染的情况。上呼吸道感染是非常常见的呼吸道感染疾病,下呼吸道感染相对要比上呼吸道感染严重一些,治疗需要更长时间。认识呼吸道感染的传播途径、感染原因,有助于预防和治疗呼吸道疾病。

呼吸系统的 3 种防御功能

呼吸系统是和环境相通的。在呼吸过程中,环境中的微生物、有害气体、粉尘、各种病毒和细菌等,都可以随空气进入呼吸道,尤其是当身体抵抗力下降,或者呼吸道的自净和防御能力削弱时,就会出现呼吸系统疾病。

呼吸系统是人体重要的生理屏障,因此,呼吸系统的防御功能非常重要。人体的呼吸系统包括物理的、化学的和免疫的 3 种防御功能。

物理防御:鼻部加温过滤、打喷嚏、咳嗽等。

化学防御:溶菌酶、抗氧化的谷胱甘肽、超氧化物歧酶等,以及肺部的巨噬细胞。

免疫防御:我们的免疫 B 细胞分泌 IgA、IgM 等抗体,免疫 T 细胞介导的迟发性的变态反应等。

如果各种原因导致了我们的防御系统受损,可能引发呼吸系统的疾病。

日常生活中加强预防

勤洗手:饭前便后、户外归来都要用流动的水给孩子洗手。

勤锻炼:坚持带孩子锻炼身体,提升抵抗力。

饮食营养丰富:保证富含蛋白质、维生素和膳食纤维的食物摄入。

戴口罩:在空气不流通、人多的公共场所,及时戴上大小合适的口罩。

呼吸习惯:养成用鼻子呼吸的习惯,避免孩子蒙头睡眠,保证吸入新鲜的空气。

严防呼吸道吸入异物。

呼吸道感染传播途径

> 🔍 呼吸道感染主要经空气传播，包括飞沫、尘埃、气溶胶等方式。

经呼吸道传播而感染的疾病，以发热、咳嗽、流涕等症状表现为主。不同病原微生物引起的疾病不一样，症状也不尽一致。呼吸道与外部环境相通，受各种病原体侵袭的机会较多，病原体通常寄居在呼吸道黏膜及肺，从而引起发病。

呼吸道疾病能够传播流行，与传染源、传播途径、易感人群这三者密切相关。呼吸道的易感人群包括所有人，尤其是身体抵抗力差、呼吸机制不健全的婴幼儿，更容易受到伤害。

4 种常见的传播途径

菌尘传播：指传染源碰触的飞沫落到某个平面，干燥后漂浮到空气中，致使易感人群感染患病，如结核分歧杆菌。

空气传播：病原菌通过空气传播，使易感人群患病，如 SARS、人禽流感、结核等。

飞沫传播：指传染源在讲话、打喷嚏或咳嗽时将病原体传给易感人群。飞沫的颗粒直径在 30~100 微米。只有在与传染源近距离接触时才会被传染。如果与传染源保持 2 米以上的距离，可预防受到传染。常见的通过飞沫传播的呼吸道传染病有：百日咳、流感、麻疹、猩红热等。

飞沫核传播：指直径在 0.02~20 微米的病原体在以飞沫的形式被喷出传染源体外，由于飞沫水分受到蒸发，只剩下蛋白质和病原微生物组成的飞沫核，在空气中悬浮着。在此期间，易感人群接触到悬浮的飞沫核，很有可能引起感染，如结核。

呼吸道感染的原因

> 大多数是由病毒或细菌因素引起,一般在孩子抵抗力下降,换季的时候,容易出现呼吸道感染性疾病。

孩子的体质:孩子呼吸道感染和体质有一定关系。体质差一点的孩子更容易受病毒和细菌的干扰。孩子营养不良,缺乏某些微量元素,如锌、铁、铜,以及维生素 A 等,会导致抵抗力下降,易生病。

家庭护理:如果孩子频繁夜间受凉或增添衣服不当,不注重日常卫生护理等,比较容易患呼吸道疾病。此外,室内通风不良,家里人在室内抽烟,给孩子营造了一个二手烟的环境,也不利于儿童呼吸道健康。

先天性发育异常:有的孩子先天性气管、支气管发育不良,就会非常容易患呼吸道感染。

呼吸道感染特征

流行性:如果感染病毒强,可能会爆发某一呼吸道传染病的大流行。

季节性:感染病毒或细菌在某一季节明显增加,常与气温有关。

地方性:由于生活条件、自然环境等,可能使某一地区传染病发病率较高。

周期性:随着人口老龄化,群体免疫力水平下降,易感人群增多,每隔数年流行一次感染性疾病,如流感。

呼吸道感染的治疗

一般治疗:包括隔离、消毒、护理、饮食等,根据感染病毒的强弱和传播途径,做好及时隔离和消毒工作。避免交叉感染和并发症。

病原治疗:根据感染的病原体进行的治疗措施,如抗病毒药物、抗菌药物等,具有抑杀病原体的作用。

对症治疗:根据感染者表现出来的症状采取治疗,减少机体消耗,达到保护重要器官的目的。

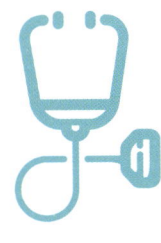

儿童常见的呼吸系统疾病

呼吸系统疾病可分为两大类，一类是感染性疾病，一类是非感染疾病。感染性疾病主要由病毒、细菌引起，常见的疾病如上呼吸道感染、喉炎、肺炎等。非感染性疾病常见的疾病如儿童哮喘、支气管扩张、先天性肺发育异常等。

急性上呼吸道感染

由各种病原引起的呼吸道感染性炎症。全年均可发病，冬春季常见。上呼吸道感染俗称"感冒"，是儿童最常见的疾病之一。

病因

病毒	内因	外因
各种病毒或细菌感染引起，其中90%以上为病毒，如流感病毒、腺病毒、冠状病毒等。	儿童上呼吸道尚未发育完备，儿童免疫特点等，导致易患此病。	营养状况、气候、环境等因素都会诱发上呼吸道感染或使病程延长。

表现

局部症状	全身症状	体征
鼻塞、流涕、喷嚏、咽痛等，一般3~4天可自愈。	发热、乏力、惊厥等，部分儿童有腹泻、腹痛等消化道症状。	扁桃体肿大、咽部充血，肺部听诊正常。

并发症

儿童上呼吸道感染迁延不愈，会使病变向邻近器官组织蔓延，引起中耳炎、鼻窦炎、扁桃体周围脓肿、喉炎、肺炎等。

预防

加强儿童体格锻炼以提高抵抗力，保证营养的摄入，做好防寒工作，避免去人多、空气不畅的公共场合。婴幼儿尽量采用母乳喂养，因为母乳中含有抗体，能帮助宝宝预防疾病。

秋冬季节儿童易患呼吸道疾病的原因

1. 秋冬季节昼夜温差大,尤其冬季气温下降,易引起呼吸道黏膜内血管收缩,局部免疫力降低;加之冬季天气干燥,儿童气管黏液腺本来就分泌不足,气道也较干燥,细菌、病毒容易乘虚而入,引起感染。

2. 太阳中的紫外线可以消灭自然界中大部分微生物及病毒。由于冬季日照不足,儿童容易被各种病原侵袭。

3. 秋冬季节天气寒冷,出于保暖的考虑,室内门窗紧闭,空气不通畅,通风欠佳,易于病原体传播。

4. 秋冬季节空气环境质量较差,空气中的有害颗粒增多,污染物容易通过口鼻进入人体,损伤呼吸道黏膜上皮,使纤毛清除能力下降,黏液分泌增多,从而引起呼吸道及肺部感染。

5. 秋冬季是呼吸道病毒及各种肠道病毒活跃的时期。

急性感染性喉炎

急性感染性喉炎指喉部黏膜急性弥漫性炎症、水肿,易发生喉梗阻。多发于冬春季节,且常见于婴幼儿。

病因

受病毒或细菌感染引起。常见的病毒有副流感病毒、流感病毒、腺病毒,常见的细菌有金黄色葡萄球菌、链球菌、肺炎链球菌等。

表现

由于儿童喉部发育特点,发炎时声带易充血、水肿,声音嘶哑、犬吠样咳嗽、喘憋、呼吸困难。严重时面色苍白、心率加快。一般白天症状较轻、夜间症状加重。

治疗

保持呼吸通畅,要尽快缓解喉梗阻。必要时可以吸氧。严重者要及时住院治疗。

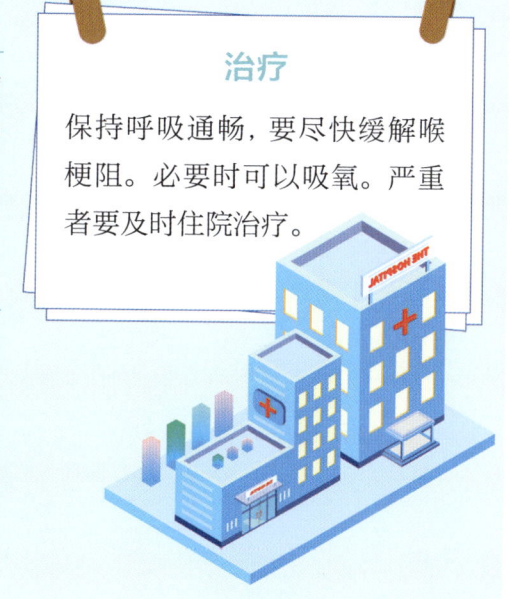

急性支气管炎

急性支气管炎常继发于上呼吸道感染。儿童免疫力低下和支气管发育特点使儿童感冒很容易发展到支气管。

病因

各种病毒、细菌或混合感染。能够引起上呼吸道感染的病原体都可以引起急性支气管炎。

表现

在上呼吸道感染症状之后,出现咳嗽为主要症状,开始表现为干咳,而后有痰。症状表现在婴幼儿身上更重,常伴有发烧、呕吐等。儿童常有痰,不易咳出,肺部听诊呼吸音粗糙,有痰鸣音。

治疗

该病多是自限性的,数天或数周内可好转。儿童应注意休息,多饮水,避免吸入刺激性气体。根据儿童咳嗽、咳痰的病症,可对症使用祛痰药和止咳药,避免向肺部发展。

毛细支气管炎

毛细支气管炎是婴幼儿常见的下呼吸道感染,多发于2岁以下的婴幼儿,多数在6个月以内。

病因

主要由呼吸道合胞病毒引起,此外,副流感病毒、人类偏肺病毒、某些腺病毒及肺炎支原体等也可引起此病。

表现

病毒攻击毛细支气管,造成毛细支气管管腔狭窄甚至堵塞,导致肺气肿,还可波及肺泡,出现通气和换气障碍,因此表现出呼气性呼吸困难、喘息、肺部哮鸣音。严重者面色苍白、烦躁、呼吸浅而快、心率加快,可达150~200次/分钟。

治疗

及时给予对症治疗,可以吸氧,缓解孩子喘息,保持呼吸通畅。补充因快速呼吸失去的水分,必要时需静脉补液。

支气管哮喘

支气管哮喘是一种以慢性气道炎症和气道高反应性为特征的一种慢性病。这种疾病以反复发作的喘息、咳嗽、气促以及胸闷为主要表现，婴幼儿支气管哮喘多为病毒感染后诱发。

病因及表现

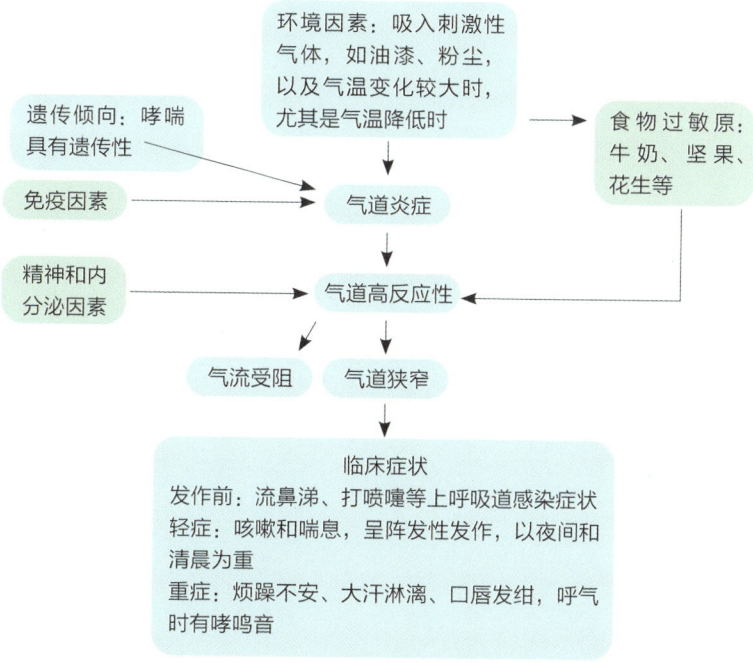

支气管哮喘治疗

支气管哮喘的治疗分为急性发作治疗与慢性维持治疗。

急性发作期以短效支气管扩张剂吸入为主，可以尽快缓解症状。

慢性维持期以糖皮质激素吸入为主，秉承长期、规范、个体化的治疗原则，将哮喘发作风险最小化。

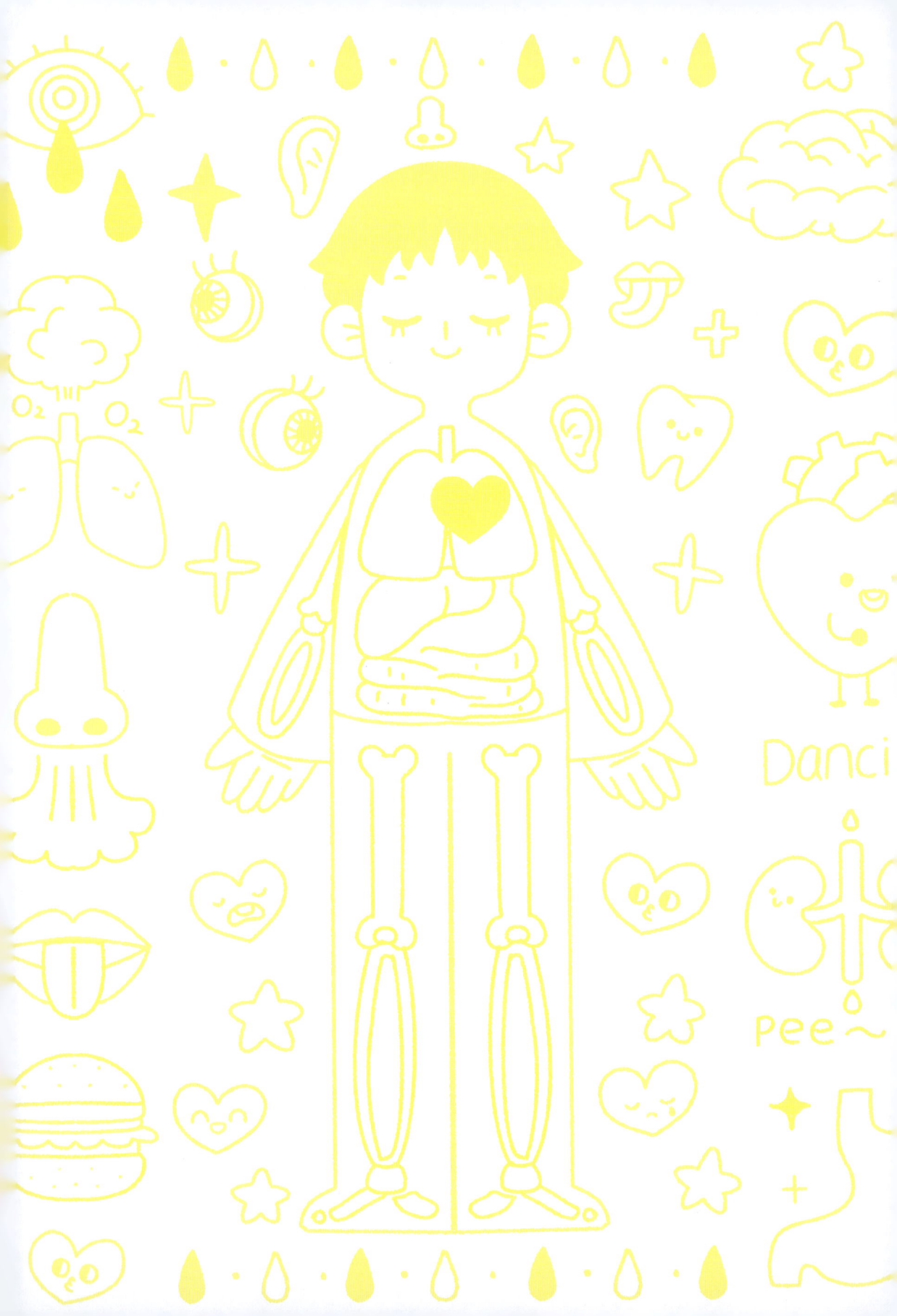

第二章

就诊、护理有技巧，孩子少受罪

儿童的呼吸系统与成人有所不同，儿童的呼吸道管腔狭小，表面的黏膜组织细嫩、脆弱，呼吸肌不发达，很容易受到病毒、细菌的感染。家长要了解一些呼吸道感染后的基本护理方法，以备不时之需。

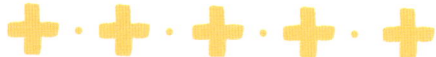

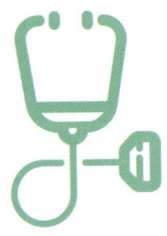

判断就诊条件

孩子不舒服,究竟要不要去医院,这是许多父母纠结的问题。如果孩子病情较轻,去医院不仅耽误时间,还会增加交叉感染的概率。如果不带孩子去,又怕耽误病情。在遇到孩子不舒服时,家长需要学习通过观察孩子病情来判断是否去医院。

观察孩子病情

对于已经诊断明确的疾病:如化脓性扁桃体炎、肺炎,症状不是特别严重,孩子精神状态、吃喝基本正常,可以遵医嘱在家口服药物治疗,一般需要1周左右。在这个过程中,如果病情有所好转,并且没有其他伴随症状,不用反复去医院。如果治疗2~3天后,症状不见好转,或有所加重,比如高烧不退、咳嗽加重、咳嗽痰多了、出现喘息等,就要再次就诊,让医生再次评估病情。

对于还没有诊断明确的疾病:家长需要密切察看孩子是否有新的症状出现。如果之前是低烧,现在又出现嗓子疼;或者孩子精神状态不好,食欲欠佳;或者嗜睡、昏睡不醒等,需要随时就诊,让医生进行明确诊断。

如果出现以下表现,说明病情相对严重:孩子脸色发黄、发灰或灰白色;频繁呕吐;呼吸不通畅,呼吸时发出"呼哧呼哧"的声音,同时鼻子随着呼吸翕动,鼻根部位发青紫。

精神状态很重要

家长观察孩子病情的时候,注意孩子的精神状态很重要。如果孩子平时性情温顺,生病后突然开始哭闹、烦躁不安,哄也哄不好,或者平时活蹦乱跳的孩子,生病后不愿意说话,不想动,说明精神状态不好。

体温并不是绝对的

> 很多时候，孩子的高热与病情严重程度不平行。

患呼吸道疾病的孩子往往伴随发热。有的家长会认为孩子体温越高，病情越严重。其实，无论孩子是高烧还是低烧，与疾病的严重程度并没有绝对的关系。

有的孩子高烧时，精神好，胃口好，也没有抽搐的表现，病情比较平稳。相反，有的孩子体温可能不到38.5℃，但是精神差，胃口不好，这时候家长应该重视，可能病情已经严重了。

如果只是偶尔发热，并且发热度数在38.5℃以下，通过饮水，适当口服退热药后能自行好转，没有反复，这种情况可以自己观察1~2天。如果发热超过39.5℃，且高烧不退，发热时伴有四肢发抖、甚至是抽搐，要及时就医，配合医生找到发烧的原因。

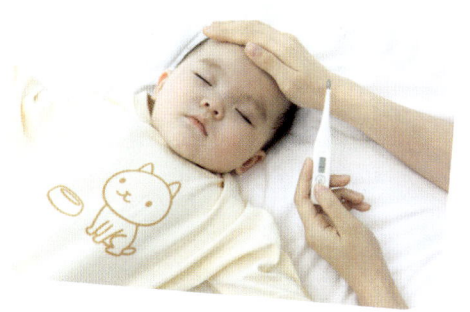

必须就医的四种情况

1 3个月以内的婴儿，体温发热，要及时就医。

2 1岁以内的宝宝发烧高于38.5℃，并伴有其他症状，如呼吸频率过快、喘粗气、呼吸困难、嗜睡、异常烦躁、不愿饮水等，应尽快就医。

3 1岁以上的宝宝发烧，同时伴有以下症状的应在24小时内到医院就诊：
发烧伴有咽喉疼痛的症状，或拒绝吃固体食物，拒绝喝水，可能是咽炎或扁桃体炎；发烧伴有耳朵疼、拽耳朵，可能是患了中耳炎；发烧伴有尿频、尿痛，可能是尿路感染；发烧伴呕吐、腹泻，可能是肠胃炎；发烧伴随剧烈咳嗽、呼吸急促等情况，可能是支气管炎或肺炎。

4 宝宝已经看过医生，如果在首诊3天后仍发热，持续精神状态不好或原有症状明显加重，或出现新发的症状，也需要尽快再次前往医院就诊，如出现抽搐、呼吸困难、嗜睡等应立即就诊。

正确对待抗生素的使用

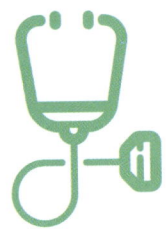

很多常见的疾病都可以通过抗生素来治疗，抗生素虽然能有效地防治疾病，但过量使用也会抑制体内的有益菌，使肠道菌群失衡，引起疾病。

什么是抗生素

抗生素是微生物或高等动植物在生命过程中所产生的具有抗病原体或其他活性的一类次级代谢产物，能干扰其他生物细胞发育功能的化学物质，是治疗细菌感染的药物。

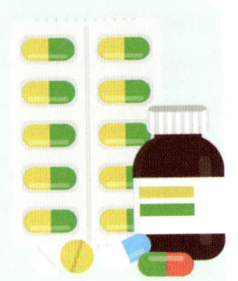

什么时候使用抗生素

抗生素仅用于细菌感染，比如化脓性扁桃体炎，下呼吸道感染中常见的肺炎支原体感染、肺炎链球菌肺炎、金黄色葡萄球菌肺炎等，以及在病毒感染的基础上合并了细菌感染、混合感染，这些情况不仅需要使用抗生素，还可能会选择两种抗生素一起使用。使用抗生素时还会要求足量、足疗程使用。

不能使用抗生素的情况

一些明确性的病毒性感染疾病不需要抗生素治疗，比如病毒性上呼吸道的感染、幼儿急疹、流感、合胞病毒导致的毛细支气管炎和水痘、麻疹等，这些疾病通过对症治疗，及时退烧、止咳、止吐后，耐心地观察和等待症状消退即可。一般情况下，一周左右会自愈。

抗生素不是万能的

抗生素是治疗致病菌的药物，但不是万能的药物，不能孩子一生病就使用抗生素，同时也不能闻抗生素色变。当孩子自身免疫力不能完全抵抗体内的致病细菌时，就需要使用抗生素，但因为儿童机体的特殊性，儿童使用抗生素时一定要在咨询医生后，遵医嘱按时按量给孩子服用。

使用抗生素注意事项

> 🔍 **儿童是应用抗生素最多的群体，儿童抗生素的使用比例远高于成人。家长要对使用抗生素有正确的认知。**

1 抗生素的用药原则是：能口服不注射。如果病情需要静脉注射的时候，可以遵医嘱注射。当症状明显改善，比如热退了，其他症状逐渐好转，此时应及时将注射改为口服治疗，来完成治疗疗程，不要从第1天一直输液到第7天或者第10天。

2 根据药物具有半衰期的特性，口服抗生素服用频次可能不同，有的药物一天口服1次，有的一天口服2次，有的一天口服3次。家长不可以擅自改变服用频次，不要把口服一次的药物分两次或者三次使用，也不可以把需要服三次的药物分两次服完。这样达不到药物效果，影响疾病好转，可能还会带来副作用。

3 即使病症消失也要根据医嘱按时服药，直到整个疗程完整结束为止。绝对不能在病症消失后，就自行停药或减药，以免病菌产生耐药性，令抗生素失去疗效，不能根治疾病。

4 使用抗生素会影响肠道菌群，导致肠道内益生菌减少，引起一些肠道疾病，影响营养的吸收，家长要注意保证孩子营养均衡。

5 长期使用抗生素会使孩子体内的致病菌产生耐药性，导致一些致病菌产生变异成为耐药菌株。如果出现耐药性就需要用到更多的抗生素来对抗致病菌，而致病菌也会为了抵抗抗生素加速基因变异，孩子的免疫力也会受到影响。因此使用抗生素要避免滥用，家长要听医生的，不要自己给孩子用抗生素。

和医生有效沟通

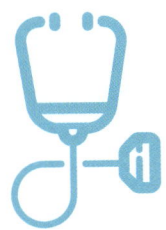

很多家长抱怨孩子生病的时候去医院,和医生交流不通畅,明明说了很多,医生还要问半天,心里十分着急。家长应该说出哪些信息,才能和医生有效沟通呢?

抓住重点叙述病症信息

医院人多,医生接诊时间有限,家长总是认为,作为医生应该对病情很清楚才对。其实不然,医生需要家长准确、有重点地描述孩子的病情,这样才能更快、更直接地给出诊断。

客观描述症状特点

医生经常会问:"孩子哪里不舒服?"这时候,可以由孩子自己表述,家长补充即可,避免家长太主观的描述错误地表述了孩子的真实情况。如果孩子太小,无法自我表述或不愿开口讲话,家长要做好分工,有一人主要叙述即可,其他人适当补充,避免"七嘴八舌"。

说明发病的时间和可能导致的原因

描述病情时,症状出现的时间很重要,比如对于幼儿急疹的诊断,发烧的天数很关键,3天热退疹出,这里的3天是以72小时计算的。所以,描述孩子症状出现的时间最好精确到小时。此外,孩子生病前都做了些什么,比如有没有接触生病的人,学校幼儿园有没有类似情况,孩子是不是受凉或受热等。这些都需要告诉医生。

理顺孩子病情发展过程

病情过程包括前期就诊及治疗用药情况、饮食、睡眠、二便情况等,带上孩子的病历记录和检验单,比如孩子已经吃了3天头孢霉素,病情还没有好转,那医生可能会根据之前的治疗效果,考虑排除细菌性感染,诊断也就更快一些。

描述病情的技巧

孩子生病去医院时，家长怎么做能让医生诊断更顺利呢？以下几点技巧，帮助家长做到心里有数。

孩子基本情况：孩子的年龄，包括月龄，新生儿应说明日龄。有利于医生判定。孩子的体重，可帮助医生判断药物的禁忌和剂量。

发病经过：包括孩子可能发病的起因，孩子生活的环境中是否有类似的疾病状况，以及主要症状。如果涉及时间表述，尽量精准，比如发烧一天半，昨天晚上10点开始。

饮食、睡眠、二便的情况：孩子食欲如何，吃了什么，睡觉状况，是否腹泻等，这些代表着孩子的整体健康状况，尽量详细有条理地表述。

病情变化：孩子是什么时间开始发烧，是越烧越高还是越来越低，来医院之前有没有进行过治疗，是否在家用药等。

仔细听医嘱：医生叮嘱的一些重要信息，为了避免遗忘，家长可以用手机便条写下来。

明确用药剂量：用药时间、剂量十分重要，家长也要特别注意。

复诊时带着上次的病历和药：很多时候复诊不一定能挂到同一位医生的号，因此带上病历和检查结果，最好将之前吃药的空盒子也带上，以便复诊的医生参考。

过敏史、遗传要清楚：不排除有些疾病跟遗传有关，家长不要隐瞒既往病史。此外，对哪些药物过敏，食物过敏等要补充说明。

鲍大夫温馨叮嘱

如果孩子病情比较严重，如精神差、呼吸不规律、面色发绀、憋闷严重等，应立即向分诊护士或医生告知。当孩子发热高于38.5℃，可询问医生后，先服退烧药，检查血常规等，避免引起惊厥并减少等候时间。

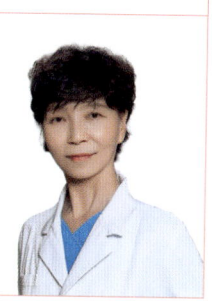

给孩子退烧有技巧

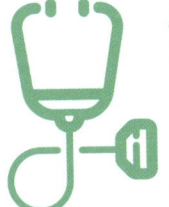

发烧，对于孩子来说是一件非常普遍的事情，也是临床上很常见的一种症状。发烧本身并不是一种疾病，它只是由疾病引起的一种症状。

正确认识发烧

发烧，也称为发热，当细菌、病毒入侵时，就会激活孩子血液中的中性粒细胞、嗜酸性粒细胞等免疫细胞。在这个过程中，身体会伴随产生内生致热源，这些内生致热源又会刺激孩子大脑的体温调节中枢，从而引起发热。但是，这些引起发烧的免疫细胞，也是帮助身体杀灭病原体的最佳工具。所以发烧其实是人体对外界感染的一种防御行为的展现。在婴幼儿时期，感染是导致发烧最常见的原因。因此当孩子发烧时，家长反复跑医院就诊、要求医生打退烧针、打吊瓶退烧，是不符合疾病发生发展规律的。

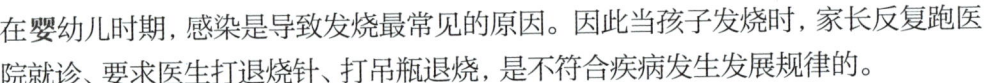

一般发热不超过 40℃ 以上不会对大脑产生损伤，传统认为的"烧坏脑子"就是热性惊厥。5 岁以下的孩子在出现高热以后，有 2%~5% 的概率出现热性惊厥。其实导致大脑损伤的并不是发热本身，而是引起发热的原发病。

发热的标准

一般来说孩子的腋温 ≥ 37.5℃，就属于发热。

类型	温度
低热	37.5~38℃
中等热	38.1~39℃
高热	39.1~41℃
超高热	超过 41.1℃

发热时需要及时去医院的情况

1. 小于 3 个月的孩子突然出现发热
2. 持续发烧不退，超过 3 天
3. 体温超过 39℃，通过应用对乙酰氨基酚或布洛芬后 2 个小时后仍不退热
4. 持续昏睡、未发烧时躁动不安、眼神呆滞
5. 精神萎靡不振、拒食、持续头痛与呕吐
6. 出现抽搐
7. 未发烧时呼吸急促、呼吸困难、吸气时胸壁凹陷
8. 出现脱水症状：哭的时候没有泪水、眼窝凹陷、尿量大幅减少、水摄入量减少

发烧是凉着还是捂着

当生病发烧的时候，发热过程可以分成三个阶段。

人体的体温是通过体温中枢控制的，正常情况下体温设定在 37℃ 左右，人体生病时，体温中枢会将设定温度提高。在开始发烧的时候身体会寒战，手脚冰凉。这就发烧的第一个阶段——**温度上升期**。这一阶段孩子会感觉冷，说明体温处在上升阶段，发烧还没有达到顶峰。此时，要给孩子保暖，要捂着不要凉着，以免宝宝着凉。

高温持续期，怕冷，打寒战的现象逐渐消失，会开始感觉热。

体温下降期，随着免疫系统将病菌清除，体温中枢不再受刺激，会把体温一点点降低，此时身体会减少产热，增加散热。

在后两个阶段，家长就要帮孩子散热，不要再捂着孩子了。孩子发烧有个规律：如果发烧时手脚冰冷、面色苍白，则说明孩子的体温还会上升；如果孩子手脚变暖，出汗了，就说明体温不会再上升。当手脚热乎、体温稳定时就需要适当松开衣被，以有利于孩子散热。

使用口服退烧药

🔍 **退烧的目的是通过物理或者药物的手段增加孩子的舒适度。**

有些孩子出现了低热，但是如果精神状态良好，能吃能睡能玩，此时，单纯降温是没有意义的。只有当腋温升高到 38.5℃以上，或者当孩子明显因发热而感到不适时，才会建议使用儿童专用退烧药。退烧药可以选择对乙酰氨基酚或布洛芬，目前这两种药物对儿童来说比较安全，分别有液体和栓剂。我们平常说的美林就是布洛芬混悬液。当孩子嗓子发炎或是起疮时，很难喂进去液体退烧药，此时建议采用栓剂，在用药 30 分钟至 1 个小时内就会起效果。

🔍 **在服用布洛芬的时候，要注意用量以及频率问题。**

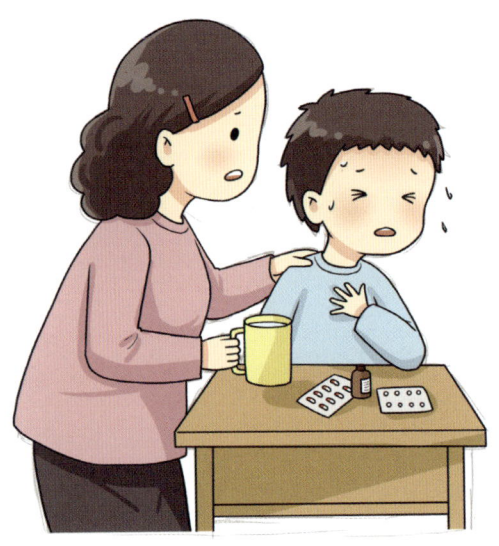

布洛芬混悬剂主要用于 12 岁以下的孩子，每次用量要结合孩子的年龄和千克体重判断。

1~3 岁的孩子，体重在 10 千克~15 千克，一次用药量为 4 毫升。

4~6 岁的孩子，体重在 16 千克~21 千克，一次用药量为 5 毫升。

7~9 岁的孩子，体重在 22 千克~27 千克，一次用药量为 8 毫升。

10~12 岁的孩子，体重在 28 千克~32 千克，一次用药量为 10 毫升。

2~3 个月的发热患儿，推荐口服对乙酰氨基酚。

大于 6 个月的发热患儿，推荐使用对乙酰氨基酚或布洛芬。

需要提示家长的是，一定不要给孩子选择对乙酰氨基酚和布洛芬之外的退烧药物，比如阿司匹林、赖氨匹林、安乃近、尼美舒利，这些都不适合作为儿童退热药物，会给全身各系统带来损伤。

正确护理发烧的孩子

孩子发烧 3 个步骤

第一步：测体温，看精神状态。孩子生病的时候，第一时间需要确定孩子的体温，关注此时的精神状态。如果孩子精神萎靡，脸色惨白，甚至出现了呼吸困难等问题，一定要立刻送医院，即使是半夜也不能耽搁。但如果孩子能睡觉，只是精神稍差，温度比较高，家长也可以在家做一些应急的处理。

第二步：看孩子是否出汗。如果孩子不出汗，手脚冰冷，需要给孩子搓手心、脚心，迅速将手脚搓热。孩子手脚热乎了，一般情况体温就不再继续升高了。如果一直在出汗，但没有退烧，这时候要注意给孩子喂一点温盐水或者米汤，防止出汗过多，津液耗损，出现脱水。孩子发烧时帮他适时减少衣服，避免过热，不建议捂汗以求退热。衣物最好使用纯棉材质，容易吸汗。

第三步：送医时要注意防寒保暖。到了医院后，就要注意散热了。

物理擦拭降温图

1. 全身擦拭，注意避开禁止部位。
2. 打圈部位可以多停留。
3. 擦拭后 30 分钟再次测量体温。

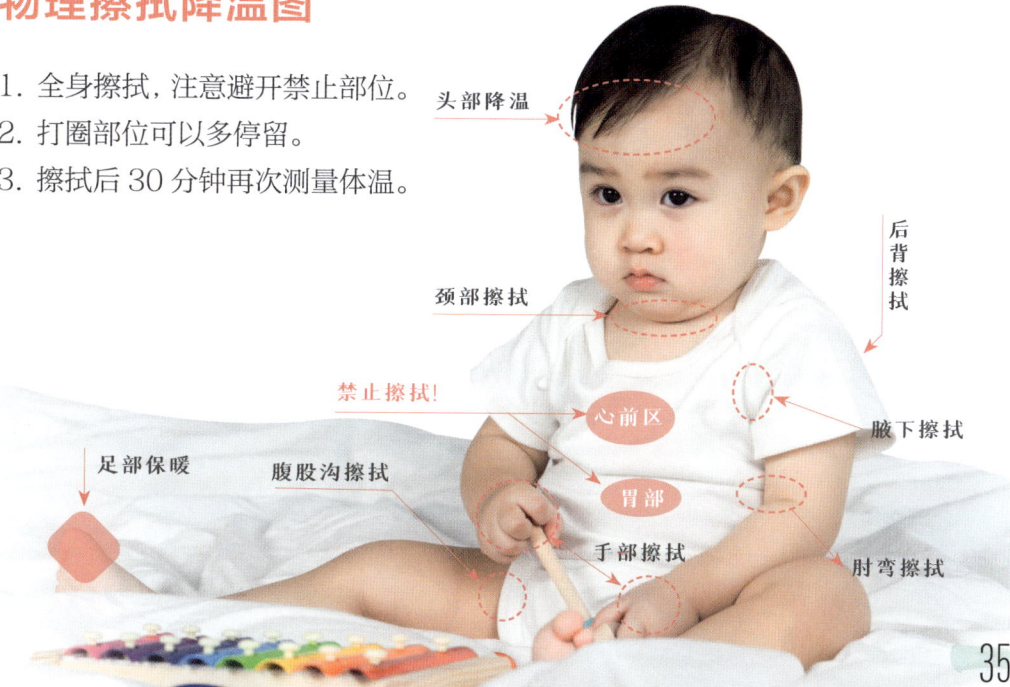

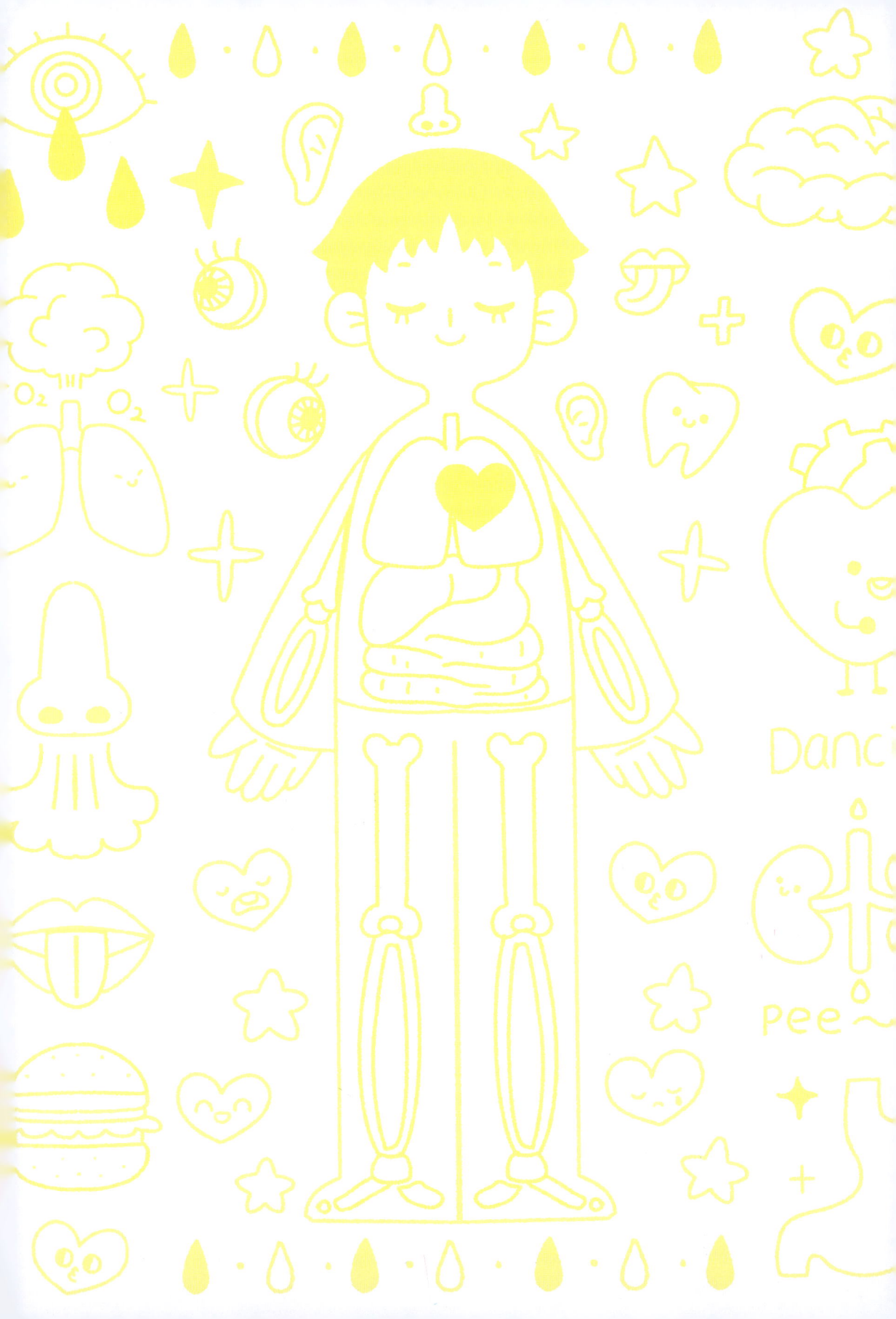

第三章

反复呼吸道感染的防治

反复呼吸道感染是一种临床表现,多见于学龄前儿童,发病率占呼吸道感染的 10%~20%。其病因多种多样,不仅会影响儿童身心健康,也使家长承受巨大的精神压力。

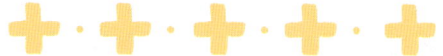

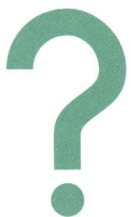# 什么是反复呼吸道感染

反复呼吸道感染是指1年以内发生上、下呼吸道感染的次数频繁，超出正常范围的一种临床状态。

反复呼吸道感染诊断标准

反复感染的诊断标准是根据每年孩子感染的次数决定的，不过需要注意的是，上呼吸道与下呼吸道感染次数的标准以及不同年龄阶段的次数标准各不相同。

1. 对于上呼吸道感染来说，0~2岁，每年上呼吸道感染大于7次；3~5岁每年上呼吸道感染大于6次；6~14岁，每年上呼吸道感染大于5次。上呼吸道感染第2次要距第1次至少7天以上，就可以诊断为反复上呼吸道感染。

2. 对于下呼吸道来说，0~2岁，每年的下呼吸道感染大于3次；3~14岁每年下呼吸道感染大于2次，即可诊断为反复呼吸道感染。

3. 另外，在下呼吸道感染中，肺炎被单独列出。对于0~14岁的儿童，每年肺炎次数大于两次就是反复下呼吸道感染。

4. 临床诊断时，若上呼吸道感染次数不够，可以将上、下呼吸道感染次数相加，反之则不能将上呼吸道感染次数加在下呼吸道感染次数上。

反复呼吸道感染只是一种临床表现，必须首先排除一些呼吸道慢性疾病，如慢性鼻窦炎、中耳炎、扁桃体炎，以及一些过敏性疾病、先天性疾病、原发性免疫缺陷病等。如果孩子反复咳嗽也要排除咳嗽变异性哮喘、支气管扩张等疾病，才能最终确定为反复呼吸道感染。

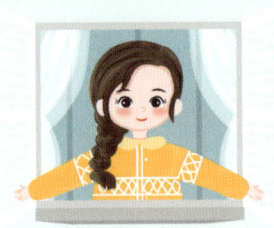

反复呼吸道感染的特点

反复呼吸道感染指儿童一年内发生感染次数过于频繁，这类儿童被称为易感儿。易感儿患病有以下特点。

儿童易感性

易感儿童从婴幼儿期开始就反复出现急、慢性或迁延性呼吸道感染，2次疾病发生间隔时间较短，几乎接连不断。平时身体较弱，容易一不小心着凉或出汗后吹风就会"感冒"。与其他受到呼吸道感染的孩子在一起时，极容易被感染，身体抵抗力差。

病情严重性

在两个同样受到病原体入侵的呼吸道感染者身上，反复呼吸道感染的儿童其病情会较正常儿童更严重，而且一旦生病，很容易并发其他疾病，尤其是支气管肺炎。这是因为他体内免疫功能不全，缺乏应答能力。严重的易感儿受到病毒或细菌感染后，可能会导致败血症、急性脑膜炎等。

感染难治性

易感儿使用药物，尤其是抗生素收不到良好的效果。易感儿免疫功能低下，体内抗体、淋巴因子、巨噬细胞吞噬杀菌能力不足，难以配合药物杀灭病原体。

感染机会增多

人体内一些菌群、微生物对正常儿童来说不会致病，但是对免疫功能低下的易感儿很容易受此感染，大大增加了患病概率。

儿童反复呼吸道感染高危因素

出生因素：低体重儿、早产儿、孕妈妈孕期生病，非母乳喂养。

环境因素：家庭居住环境拥挤，住所环境潮湿，周边环境污染。

过敏体质和家族史：有湿疹、荨麻疹、过敏性鼻炎、哮喘等病史。

呼吸道附近组织器官发育异常：比如气道结构异常，食管裂孔疝等疾病。

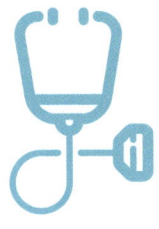

孩子反复呼吸道感染的原因

反复呼吸道感染发病因素很多，其中免疫功能低下是重要原因之一，因此注意提高儿童免疫力非常重要，同时其他诸多因素家长也要了解。

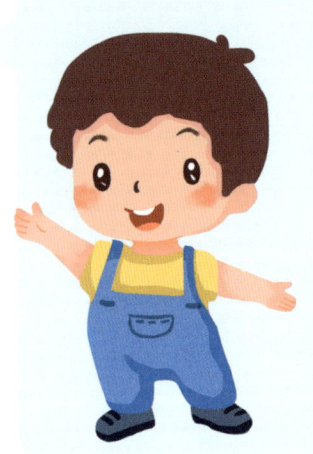

生理因素

儿童呼吸道免疫功能较差，与儿童呼吸系统解剖生理特点有关，表现为鼻腔小、鼻道狭窄、无鼻毛，因此对空气中的灰尘及微生物阻挡能力差。气道管相对狭窄，缺乏弹力组织，黏液腺体分泌不足，不利于微生物、分泌物清除。肺弹力纤维发育差，血管丰富，血量丰富，肺泡数量少，使肺含血多、含气少，易致感染。

免疫因素

儿童全身免疫功能和呼吸道局部免疫功能均未发育完善，尤其是婴幼儿，他们体内分泌型 IgA 水平较低，它是呼吸道黏膜抵抗感染的免疫抗体。婴幼儿呼吸道分泌物中的溶菌酶、乳铁蛋白、干扰素等具有抵抗病原微生物的物质含量较低，所以儿童免疫防御能力低。

此外，反复呼吸道感染儿童大多存在细胞免疫机制缺陷，他们体内肺泡巨噬细胞、T 淋巴细胞数量少，且功能差，吞噬有害病毒的能力低下。

人工喂养或混合喂养

据统计，患反复呼吸道感染的孩子以人工喂养居多，混合喂养次之，母乳喂养相对较少。因为母乳中含有多种免疫球蛋白，能够大大降低婴幼儿患呼吸道感染的概率。

偏食导致营养不良

如果孩子存在食欲不振或偏食等不良的饮食习惯，会导致营养素摄入不足或营养不均衡，引起营养不良。营养不良会降低机体的抵抗力，增加对病原体的易感性，导致感染。营养素缺乏，如锌缺乏或不足，T细胞数量会明显减少。铁、镁、磷、钙不足时会直接影响巨噬细胞的吞噬及杀菌能力，并削弱呼吸道纤毛上皮细胞消除病原体的能力，从而导致反复呼吸道感染。

缺乏维生素A

维生素A对呼吸道上皮细胞的分化及保持其完整性具有重要作用。维生素A是维持上皮组织完整性的重要因素。呼吸道黏膜表面密密麻麻分布着纤细的纤毛，形成"纤毛毯"，它的规律性摆动，将呼吸道痰液排出体外。维生素A缺乏时，呼吸道纤毛柱上皮细胞纤毛消失，并出现鳞状上皮化生，排痰功能下降，黏膜屏障作用减低，易受病原体感染。

此外，维生素A是活化免疫B淋巴细胞所必需的，缺乏维生素A导致免疫细胞功能下降，易引起儿童反复呼吸道感染。

感染因素

病毒、细菌、肺炎支原体等感染都会导致反复呼吸道感染，其中病毒感染占80%~90%，包括呼吸道合胞病毒、流感病毒、副流感病毒、腺病毒、鼻病毒等；细菌感染占10%~20%。包括肺炎链球菌、流感嗜血杆菌、金黄色葡萄球菌、肺炎支原体感染等都可能诱发反复呼吸道感染。病原体侵入往往都是在孩子机体免疫能力降低及孩子在3~4岁刚上幼儿园的一段时间内发生。

环境因素

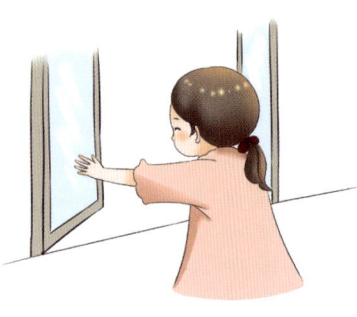

气候变化与反复呼吸道感染密切相关。由于地理差异,在北方,呼吸道感染多发生于冬春寒冷季节。北方冬天气温较低,儿童户外锻炼机会减少。如果家庭人口较多,家长抽烟,加之通风不当,容易造成室内空气污染。细菌在室内繁殖,使孩子呼吸道抵抗力降低,还会引起交叉感染。

在南方,呼吸道感染则多发于春夏温暖的季节。南方夏季气温较高。尤其是在台风季节,气候多变,容易受凉,免疫力下降。

被动吸烟。吸烟者的烟雾有10%会吸入肺内,90%扩散在周围空气中,因此二手烟对儿童危害很大。烟雾中的有害物质会导致孩子免疫力下降。频繁接触二手烟或者在二手烟环境下的孩子更容易患感冒、哮喘、支气管炎、肺炎等呼吸道疾病。

疾病因素

慢性疾病,如慢性鼻窦炎、支气管扩张症、慢性扁桃体炎常导致呼吸道反复感染,佝偻病、贫血、腹泻、支气管哮喘,微量元素和维生素缺乏以及长期使用糖皮质激素等,除了疾病反复发作外,还会破坏了免疫功能的平衡。反复感染导致的呼吸道黏膜损伤,每一次感染后需要3~7周的时间修复,在这段时间内易发再次感染。因此,要特别强调对于感冒、咳嗽这样的小疾病同样要重视,治疗要彻底。

先天性疾病,如原发性免疫缺乏症、先天性会厌吞咽功能不全症、先天性肺叶气肿、先天性支气管囊肿等,都容易导致反复呼吸道感染。

反复呼吸道感染治疗原则

一般治疗：营养均衡，增加维生素和矿物质的摄取，如孩子缺乏锌、铁、钙、磷等，应予补充，改善及提高机体免疫功能。多喝水，多做一些户外运动，加强锻炼，保持室内合适的温度和湿度。

药物治疗：反复上呼吸道感染应以抗感染治疗为主。细菌感染应使用青霉素类、头孢菌素类、大环内酯类等抗菌药物。病毒感染者酌情使用抗病毒药物。

对症治疗：根据孩子年龄和病情，使用祛痰、平喘、镇咳、雾化等药物。

免疫调节剂：适当服用免疫调节剂以增强机体的特异性和非特异性免疫功能。免疫制剂也可以作为合并用药，能够缩短病程，减少抗生素及其他药物的用药时间。

反复呼吸道感染辅助检查

家长除了详细向医生报告病史外，还可进行下列辅助检查。

1. 一般检查，包括血、尿常规、血小板计数等。
2. 病原学检查，如细菌培养或病毒分离或病原学检查等。
3. 胸部 X 射线检查，判断心肺有无结构性疾病、慢性支气管、肺部感染等。
4. 有选择地进行免疫功能检测。
5. 营养学指标检测，包括血浆蛋白、蛋白电泳及分类、血浆前白蛋白等蛋白质代谢指标；同时还要注意测定血清微量元素。

针对患儿具体情况选择必要的检查项目。

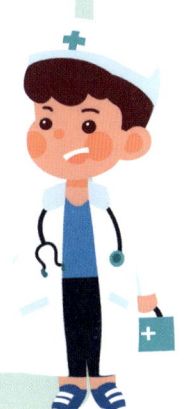

生活细节不放松，重视家庭护理

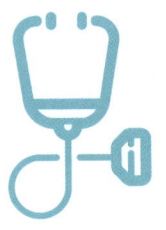

孩子经常发烧咳嗽，不仅影响健康发育，而且容易并发多种疾病。对于反复呼吸道感染的孩子要注意日常预防保健，调节机体免疫功能，增强防御能力，减少呼吸道感染的次数。

预防儿童呼吸道感染

> 反复呼吸道感染是儿童的常见疾病，患儿除了进行积极的抗感染及对因治疗外，提高孩子的免疫能力，对于预防和改善呼吸道感染同样具有积极的作用。

1 首先要寻找有无引起反复呼吸道感染的疾病，积极加以治疗。如有鼻炎、咽炎等，应彻底治疗。机体免疫功能恢复比较慢，用药时间过短，疗效可能不明显，需坚持用药。切忌症状一好就停止治疗。

2 加强锻炼，提高患儿抗病能力。儿童应多到户外活动，呼吸新鲜空气，提高身体御寒能力。有些家长生怕孩子冻着，天气一凉，就让孩子在屋里待着。对反复呼吸道感染的患儿来说，适当的体育锻炼和户外活动可调节机体功能，增强抗病能力，当然应注意适度和时机。孩子呼吸道长期不接受外界空气的刺激，得不到耐寒锻炼，等到天气暖和之后，或者与生病的人接触之后，因自身的抵抗力差，很容易生病。

3 营养摄取全面均衡。荤素要合理搭配，注重营养的互补性，切忌孩子偏食、吃零食。一些呼吸道感染轻症是可以通过饮食调理改善的。多吃富含维生素、铁、锌、钙的食物，如新鲜蔬菜、水果、蛋、奶、鱼肝、肉类等，少吃膨化食品，尽量不要直接食用冷藏的饮品，多喝白开水。

4. 保持室内空气清新、湿润，定时开窗通风，使空气流通。家长不要在孩子周围吸烟，避免孩子被动吸烟，造成对呼吸道的损害。

5. 气候变化时要适当增减衣服。如果孩子活动时出汗，及时用毛巾擦干，防止孩子受凉。正确判断孩子冷热情况，可以摸孩子的后脖颈或后背，如果热乎乎、不黏手，说明穿得正好。

6. 注意脚部保暖。双脚是肢体的末端，血液循环差，如果脚部着凉，会反射引起鼻、咽、气管等上呼吸道黏膜的改变，使抵抗病原微生物的能力下降，导致潜伏在体内的致病菌大量生长繁殖。

7. 保证充足的睡眠。孩子体内生长激素分泌的高峰是在夜间熟睡时，若睡眠不足或作息不规律可导致生长激素分泌减少，既影响健康发育，又会使抵抗力下降。

8. 避免孩子接触病源。尽量不要带孩子到人群拥挤的公共场所去，不要让孩子与患有呼吸道感染的患者一起玩耍。如果家里有人得了感冒，应尽量减少与孩子的接触。

9. 按时接种疫苗。接种疫苗是抵御部分呼吸道传染病的最有效手段。接种麻疹、百日咳、风疹等的预防疫苗，提高孩子对这些呼吸道传染病的免疫力。对于反复呼吸道感染的儿童来说，接种疫苗要在医生指导下进行，应进行免疫功能检查，排除免疫缺陷性疾病，以防因免疫功能缺陷引起严重接种反应。

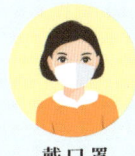 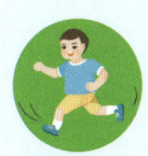 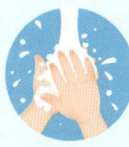 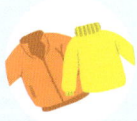 

戴口罩　　勤运动　　勤洗手　　天冷加衣　　勤通风

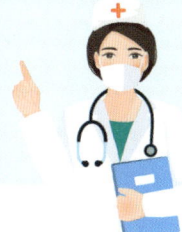

药物治疗讲究方法

反复呼吸道感染多与抵抗力差有关，体弱的儿童可适当地通过药物调理来增强机体免疫力，如中医在改善症状、调理体质方面有独特的优势。

中药制剂

辨别儿童病症

辨虚实：如果孩子体形瘦弱、气短、无力，多属于虚证。其中面色苍白、声音低微、脉虚无力者属于气虚；手足心热、咽干、舌红者属于阴虚。体质较壮、口舌易生疮、大便偏干者多属于实证。

辨脏腑：气弱懒言多为肺虚；面黄、厌食、乏力多为脾虚；咽微红、口臭易生疮多为实热；口臭、便干、腹胀多为肠胃积热。

肺脾气虚证

表现：反复外感、面黄肌瘦、不爱吃饭、少气懒言、大便次数多且稀、易出汗。

治法：补肺固表、健脾益气。

主方：玉屏风散合六君子汤加减。

常用药：黄芪、白术、防风、党参、山药、陈皮等。加焦麦芽、焦山楂治纳呆者以消食开胃；加炒薏苡仁治便溏者以化湿健脾。

气阴两虚证

表现：反复外感、身体比较瘦弱、手足热、容易盗汗、嘴唇干红、有时没有舌苔或舌苔剥脱、大便偏干、纳呆食少。

治法：养阴润肺，补肾健脾。

主方：生脉饮合六味地黄汤加减。

常用药：太子参、五味子、麦冬、白术。加黄芪治气虚；加焦山楂、焦麦芽治纳呆；加浮小麦、糯稻根治汗多。

肺胃实热证

表现：反复外感、口臭易生疮、汗多而黏、大便干、舌红苔黄。

治法：清泻肺胃。

主方：凉膈散加减。

常用药：连翘、牛蒡子、薄荷、生石膏、大黄、淡竹叶、芦根、甘草等，加胖大海治咽易红；加栀子、通草治口舌易生疮；加焦山楂、鸡内金治舌苔厚者。

化学免疫性调节剂

> 目前市面上有很多免疫调节制剂，此类药物均为处方药物，最好在医生指导下购买，不建议家长自行购买和使用免疫调节制剂药物。

干扰素：是一种免疫干扰素，主要参与免疫调节，激活巨噬细胞，增强巨噬细胞的活性，促进各种免疫细胞成熟及淋巴因子分泌。

转移因子：是一种T细胞激活剂，诱导无活性的淋巴细胞成为活性细胞，经过一系列细胞反应，能够释放出多种免疫活性介质，改善机体免疫状态。

胸腺肽：可以使骨髓干细胞转变成T淋巴细胞，并诱使其分化发育，同时调节T细胞各亚群的平衡，增强人体细胞免疫功能。

左旋咪唑：为小分子免疫调节剂，可激活免疫活性细胞，促进T细胞有丝分裂。

卡介苗多糖核酸：可增强体内巨噬细胞和自然杀伤细胞的活性，诱导干扰素产生。

儿童保健品

牛初乳粉：牛初乳中含有多种免疫因子、生长因子及微量元素，能辅助提高孩子的免疫能力，减少呼吸道感染的发病概率。

蛋白粉（儿童型）：蛋白粉在服用后可在体内分解产生多种氨基酸，提供孩子生长发育所需的营养，提高免疫力。

铁、锌制剂，维生素嚼片：适当补充营养素可阻止营养不良—免疫力下降—感染的恶性循环。维生素能够通过调节免疫细胞生长、分化和功能，影响细胞因子、趋化因子和活性氧的水平，达到纠正和提高机体免疫反应的作用。

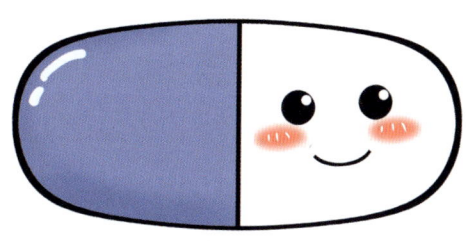

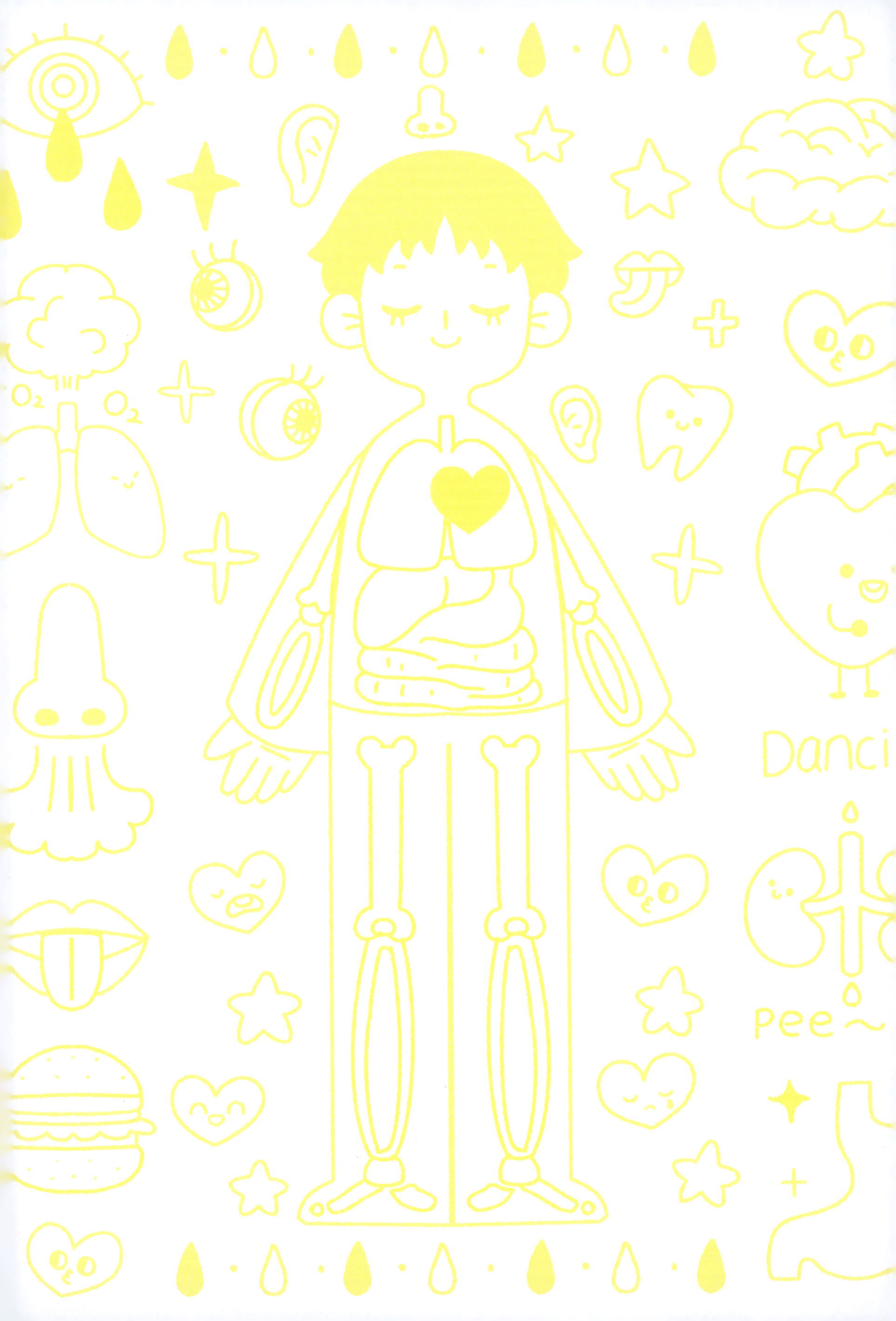

第四章

幼儿急疹

幼儿急疹是呼吸道急性发热出疹性疾病,也是特殊的病毒性感冒。幼儿急疹一般见于2岁以下的幼儿,6~12个月婴儿最常见。"热退疹出"是其一个显著特点。幼儿急疹愈后良好,没有后遗症,多数会终身免疫。

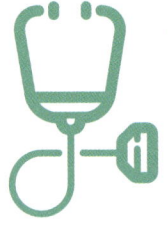

幼儿急疹与病毒感冒难区分

很多妈妈都会困惑,孩子出生后 6 个月内,一直都很健康,能吃、能喝、能睡,几乎从来不生病。为什么刚过 6 个月就突然爱生病了呢?

幼儿急疹,孩子的第一场疾病

孩子 6 个月以后到 3 岁左右入幼儿园的这一时间段,是大部分孩子需要面临的一个发病高峰期。因为 6 个月以后,孩子从母体获得的抗体逐渐减少,而自身免疫发育又还没成熟,容易受到外界病原微生物攻击,出现发热、咳嗽、流鼻涕、嗓子疼之类的症状。孩子可能患上了感冒、幼儿急疹、支气管炎、肺炎或者其他常见疾病。

> 很多孩子遇到的第一场疾病,便是"幼儿急疹"。

幼儿急疹的典型表现

幼儿急疹又叫作"玫瑰疹",是一种婴幼儿期急性发热伴有出疹的疾病,是因为孩子感染了"人疱疹病毒 6 型(HHV-6)"病毒,或者是肠病毒、腺病毒等病毒引起的。

- 患幼儿急疹的孩子,起初表现和感冒差不多,呼吸道症状表现为发热,流鼻涕。
- 有的孩子还会伴有一些消化道症状,比如轻度腹泻、呕吐等。
- 幼儿急疹主要症状是高烧,孩子体温超过 39℃,甚至会达到 40℃。
- 退烧后,身体皮肤迅速出疹子。疹子不疼也不痒,不一定很密集,数量或多或少都可能,稀疏地出现在全身各个部位,主要集中在前胸、后背,有些孩子面部也会有,少数孩子四肢上也会出现。

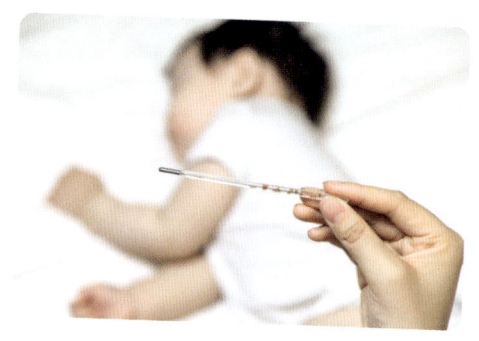

幼儿急疹的判断

> 🔍 **诊断幼儿急疹的时候，通常会依据"热退疹出"的规律来判断。**

1 如果孩子发热 3 天或者 4 天，退烧后 12 个小时以内开始出疹子，可以考虑诊断是幼儿急疹。

2 如果孩子退烧后没有出疹子，肯定不是幼儿急疹，可以考虑是普通病毒感冒，或者其他疾病。

3 如果孩子还没有退烧就已经出疹子了，也就是发热和疹子同时存在，这也肯定不是幼儿急疹。这时候就需要查找"发热同时出疹"的疾病，这一类疾病有很多，往往比普通感冒要严重一些，需要进一步明确病因。

4 如果孩子持续高烧，不退烧，也没有出疹子，当然也不是幼儿急疹。但是发热超过三四天，甚至更长时间，也不太像是普通感冒，要带孩子及时就医，让医生帮你进一步诊断和治疗。

幼儿急疹与病毒感冒的区别

	感染病毒类型不同	发病年龄	季节性	症状	治愈情况
幼儿急疹	人疱疹病毒 6 型	一般在 2 岁之前，6~12 个月最常见	不具有季节性特征	开始几天发烧，烧退出现皮疹	病程较短，预后良好
病毒感冒	鼻病毒、呼吸道合胞病毒、流感病毒	任何年龄段	季节性特征	鼻塞，流鼻涕，咳嗽，咯痰	病程 5~7 天，预后良好

三招预判病情

> 看完"热退疹出"的诊断依据,很多家长会说像这种"事后诊断",不免有些马后炮的感觉,还有哪些方法可以提前判断病情呢?

幼儿急疹是由病毒感染引起的,而目前在大多数医院的门诊,绝大部分病毒是不能通过简单的检测手段直接查找的。所以医生在诊断时,除了"热退疹出"的原则,只能通过家长提供的病史和血常规检查做经验判断。幼儿急疹的血常规要符合病毒感染的血象。比如白细胞总数降低或正常,淋巴细胞增多,血C反应蛋白正常等。

同时,与普通感冒比较,幼儿急疹发病初期,还是会有一些特点,帮助我们预判。

第一:普通病毒感冒可以发生在任何年龄,而幼儿急疹一般都出现在孩子2岁以内,6~12个月的婴儿最常见,超过3岁一般就不再诊断考虑是幼儿急疹。

第二:孩子生病前,往往没有什么征兆,突然高烧,几小时内升到39℃,看上去病势严重。

第三:孩子精神和食欲还不错,发烧的时候精神萎靡,退烧后,精神状态快速恢复,食欲也好。

家长可以掌握以下几个特点:

一是年龄规律。

二是突然高烧。

三是精神状态,发热重,症状相对轻微,退烧后孩子精神很好。

发热天数很重要

🔍 **需要重点强调的是，诊断幼儿急疹时，孩子发热的天数很重要。**

医生了解孩子发热的时间是需要精确到小时的。也就是说发热时间满 24 小时才算是 1 天。诊断幼儿急疹时，孩子发热时间要达到 3 个整天，也就是 72 小时以后退烧，才符合"热退疹出"诊断标准。在没有烧够 3 天的时候只能"等待"，医生与家长一起等待。

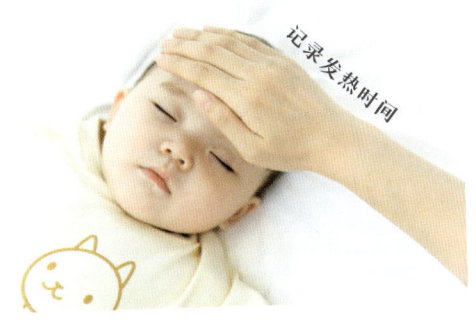

如果家长无法准确告知孩子的发热时间，可以直接告诉医生，孩子是从某月某日大概几点开始发热的，让医生帮你计算。

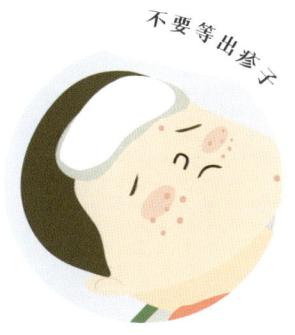

🔍 **对于出不出疹子的问题，有的新手妈妈有误区。**

孩子 1 岁左右发热后不出疹子，家长反而紧张焦虑了，"烧都退了，怎么还不出疹子啊？"家长等着出疹子，这完全没必要。不是所有的孩子在 1 岁左右发热就是幼儿急疹，还要根据情况区别对待。

鲍大夫温馨叮嘱

幼儿急疹一般预后良好，影响不大。患幼儿急疹的孩子通常在发病 3 天后高热消退，6 天后皮疹消退。孩子在皮疹消失后很快能恢复正常，也不会留疤。治愈后，大部分孩子将能获得免疫。家长要学会对幼儿急疹发烧的把握，发烧不到 3 天（72 小时）需要等待。

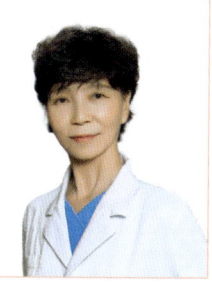

幼儿急疹的护理

多数情况下，幼儿急疹是一种良性的、自限性的疾病，也就是说无须任何药物治疗。幼儿急疹应重在护理。对于高热的孩子，要注意进行发热的护理，必要时给予退热药物。

家庭护理方法

补水

发烧容易造成体内脱水，多补充水分有助于孩子体温的调节。母乳喂养的孩子增加哺乳次数，6个月以上的孩子多喝开水及稀粥，多吃水果等富含水分的食物。

皮肤护理

幼儿急疹的孩子可以照常洗澡和外出，不会对疾病产生不利影响。保持皮肤清洁有助于孩子尽快恢复。

安抚孩子的情绪

生病发烧的孩子会变得烦躁、不安，非常需要妈妈的安抚。妈妈应该陪伴在孩子身边，保持足够的耐心，尽量满足孩子的心理需求，给予他们安全感。

退烧

建议每2~3小时测一次体温，确保孩子体温没有过高。如果体温在38.5℃以下，采取物理降温，如贴退烧贴。如果体温超过38.5℃以上，需采用布洛芬或对乙酰氨基酚药物退烧。服用退烧药需认真阅读说明书，在规定的间隔时间内按照孩子年龄和体重服用对应剂量的药量。不要捂汗，孩子皮肤散热功能差，捂汗反而容易导致高热惊厥。

不盲目使用其他药物

幼儿急疹是自限性疾病，不用服药就可以痊愈。除了对高烧对症治疗外，可以使用退烧药。服用抗生素等药物不仅不能帮助孩子尽快痊愈，反而因为药物可能的副作用让孩子的病情变得复杂，不利于孩子病情的诊断。

幼儿急疹的日常病情监测

孩子发烧，家长心里难免会慌张，但只要他精神状态好，吃、玩都不耽误，那就不用担心，可以在家观察。另外，虽然孩子出现高热惊厥的可能性比较小，但要重视，避免因发烧反复就医，更不能在孩子出现惊厥时还没有反应。

孩子持续发热3天后，家长就要注意观察孩子的前胸、后背和脸上有没有皮疹。如果皮疹逐渐增多，体温逐渐下降，那就不要担心了，说明病快要好了。

幼儿急疹虽不用特殊治疗，但家长要随时关注有无异常症状，辨别幼儿急疹与麻疹、风疹等的区别，如孩子在发热过程中、发热前就出疹子，皮疹处瘙痒不适等，就不是幼儿急疹，需要带孩子及时就医。

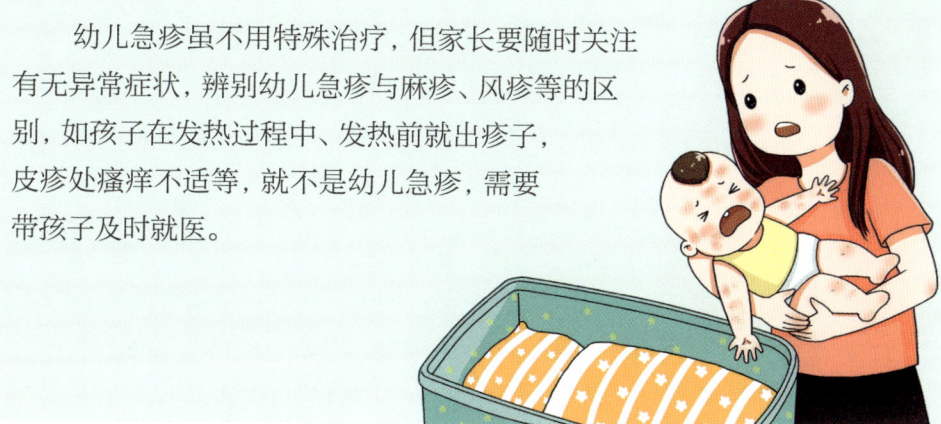

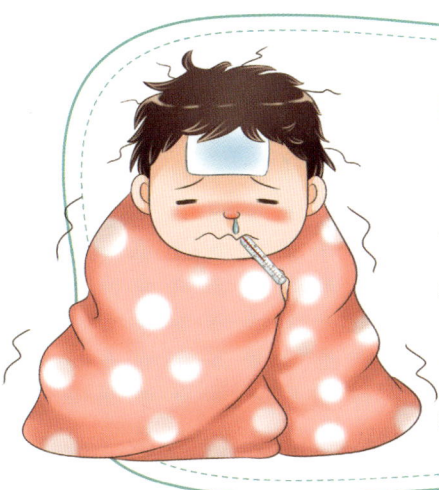

如果孩子出现以下情况，则需要送医就诊

咳嗽、呕吐不止、精神萎靡、高热惊厥等。

孩子高烧还没退就出疹。

持续发烧时间超过3天。

出现严重腹泻、呼吸困难、严重咳嗽等症状。

持续低热、孩子寝食难安。

预防幼儿急疹

幼儿急疹是大部分孩子都会出现的病症,具有突发性。因此很难完全避免孩子患幼儿急疹,但在日常生活中,注意卫生,饮食均衡,增强孩子的抵抗力等,可以降低孩子患幼儿急疹的风险。

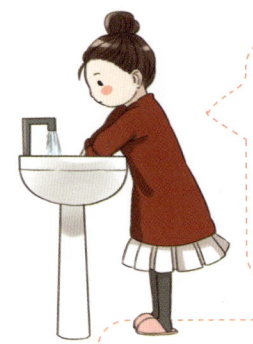

注意口腔、手部卫生

幼儿急疹通常是由呼吸道带出的唾沫进行传播。预防孩子患病,应该阻断其传播途径,防止病毒的传播。家长和孩子都应该注意口腔卫生和手部卫生,降低感染病毒的概率。

避免同患儿接触

如果孩子与患儿密切接触,加之体内缺乏免疫力,就完全有可能被传染。由于幼儿急疹的潜伏期是1~2周,所以,这段时间应密切观察孩子是否出现高热。一旦出现,应立刻采取措施暂时隔离,以免扩大传染。如果2周后孩子仍安然无恙,说明没传染上幼儿急疹的病毒。幼儿急疹预防的关键在于不要与患幼儿急疹的孩子接触。

饮食营养均衡

孩子饮食要有规律,在添加辅食后,注意蔬菜的摄入。只有饮食规律、丰富,才能促使孩子更好地发育成长。孩子身体强壮后,抵抗疾病的能力自然就会增强。

少去公共场所

尽量不要带孩子去公共场所。1岁以内的孩子发育不完善,抵抗能力比较差,公共场所人多,空气中细菌和病毒的密度相对较高,孩子染上疾病的可能性会大大增加。

护理注意事项

幼儿急疹常出现在 6 个月到 2 岁的孩子身上，主要是因为孩子在 6 个月以后，从妈妈那里获得的免疫力逐渐消失，很容易感染引起幼儿急疹的疱疹病毒。大多数孩子都会有这个经历，家长在护理时要注意以下几个方面。

患幼儿急疹，打针、输液是没有用的，孩子还是要烧够 3 天的。如果用抗生素退热，反而会延长病程 1~2 天。幼儿急疹不是中枢神经系统感染，高烧不会损害大脑、影响智力。如果持续高烧感觉不舒服，家长要让孩子多喝水，同时采取一些物理降温的办法，比如洗温水澡，用温水擦额头、四肢等。如果孩子烧到 38.5℃ 以上，要用退烧药。

幼儿急疹发病时最让家长担心的就是高烧不退，即使服用退热药，不久体温就会又升高。幼儿急疹虽然体温很高，但不影响孩子精神状态，基本不影响玩耍和饮食，这一点是与其他疾病有所不同的。

幼儿急疹在临床上很常见，发病率在 90% 以上，6~12 个月的婴儿最常见。虽然这种病危害不大，可以自行痊愈，但幼儿急疹是一种轻型传染病，一年四季均可发生。因此家长一旦发现孩子患病了，必须避免和其他小朋友接触。在冬春季幼儿急疹高发期，家长可以每天给孩子坚持补充锌或者益生菌，加强孩子抵抗病毒侵袭的能力，预防疾病。

如果是还在哺乳期间的孩子，妈妈需要增加液体补充量。孩子生病时适当增加喂奶次数。妈妈注意饮食中要杜绝生冷或辛辣的食物。

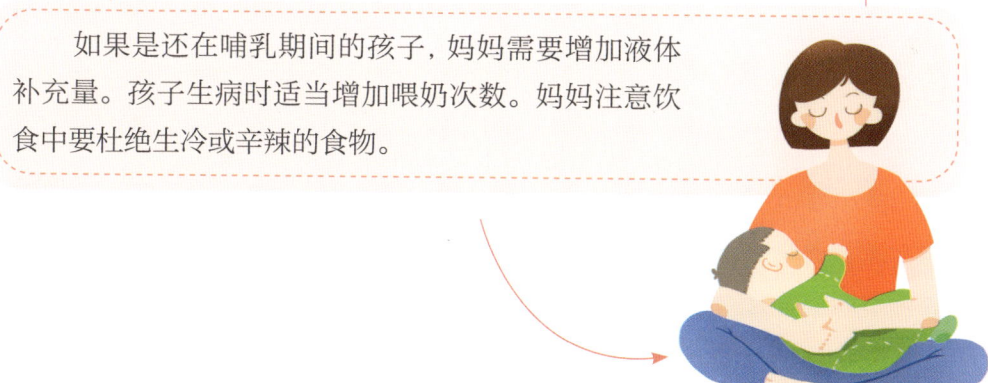

幼儿急疹问题答疑

幼儿急疹是 90% 以上的 2 岁以内的孩子会发生的疾病。不少家长面对孩子生病会手足无措，以下是家长关于幼儿急疹常出现的几点疑惑。

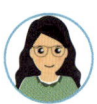

Q：幼儿急疹会得两次吗

幼儿急疹很少会出现第二次，当小孩发生幼儿急疹后，机体会产生一定的免疫力，对于这种病毒感染会产生一定的抵抗力，以后不会再得第二次。有个别孩子出现两次幼儿急疹，可能是因为两次分别感染了导致幼儿急疹的人类疱疹病毒 6 型和 7 型。但这种现象出现的概率很小。

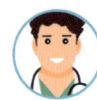

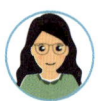

Q：有治疗幼儿急疹的特效药吗

目前还没有抑制幼儿急疹病毒的药物。由于幼儿急疹是可自愈的一种疾病，因此只需要父母进行护理即可。医生可能会给开一些缓解症状的药物。需要提醒的是，抗生素对于病毒引起的幼儿急疹没有用。因此，不要擅自给得幼儿急疹的孩子吃抗生素。

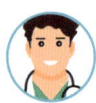

Q：幼儿急疹会影响接种疫苗吗

得了幼儿急疹后，孩子体内产生抗体的能力会下降，还会影响正常的免疫功能。如果在此期间孩子要打预防针，最好等到小孩身体完全恢复以后再接种，一般要等到症状消失 2 周以后再接种疫苗。延迟接种是没有任何影响的。

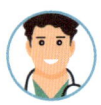

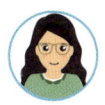 **Q：什么时候应该去医院了**

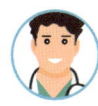
如果孩子只有发烧症状并且精神状态很好，可以让他在家休息，不用就诊，一般退烧以后，皮疹出现，幼儿急疹就会进入恢复期。如果反复发烧，不能确定是幼儿急疹，最好去医院做相关的检查，看是否有其他的原因导致发烧。

 Q：高烧会不会烧坏脑子

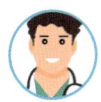
幼儿急疹引起的发烧不会对孩子大脑产生影响。它的发烧只是身体对抗病毒的反应。只有当体温高于42℃时，发热才会对大脑造成伤害。

如果担心孩子因为发烧而休息不好，可以用一些物理降温法。孩子体温超过38.5℃，可以按照医生的指导给孩子吃些退烧药。如果孩子发烧超过4天仍没退烧迹象，那就要带他去医院检查。

 Q：这种疹子会痒吗

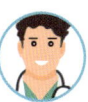
孩子出现幼儿急疹的时候是不会觉得痒的。这是一种病毒感染引起的皮疹，主要是因为血管扩张，导致皮肤发红，不会痒。

 Q：这种疹子是皮肤发炎吗

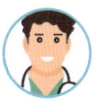
不是炎症，而是毛细血管扩张导致的。皮肤出现细细的玫瑰红色斑丘疹，如果轻轻压在疹子上，就会发现红色消失了，说明红疹现象是发生在血管内的现象。如果红色不消失，说明是皮肤内出血，可能是由某种疾病导致的，需要带孩子去医院检查。

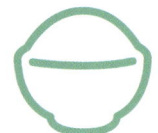 ## 饮食建议

由于幼儿急疹的孩子都有发热，可能还会出现腹泻等消化道症状，所以在发病期间，一定要注意孩子的饮食调理，才能让病情得到更好的改善。

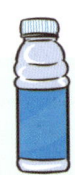

多饮水，清淡饮食

1 幼儿急疹前期，高热会使身体丧失很多水分，因此要多饮水，吃含水量多的食物，有利于出汗和排尿，促进毒物排出。

2 要吃容易消化的且有营养的食物，选择新鲜的食材，补充维生素和矿物质。此外，忌油腻难消化的食物，如油炸的、烧烤的和刺激性的食物，高脂肪、高盐分的食物也不适合摄入。如果孩子在高热的同时伴有腹泻，可以暂停喂养含乳糖的食物，以粥类食物代替。

3 补充维生素，让孩子多吃新鲜的蔬果。家长可以将蔬果切成小块或者榨成汁给孩子喝。

4 还在吃母乳的孩子，妈妈的饮食要注意清淡。可以喝绿豆粥，绿豆比较清淡，有清热解毒的作用；可以多吃木耳，木耳有排毒的作用；另外要多吃含 B 族维生素的食物。不要吃生冷、辛辣、油腻的食物，如鸡蛋、韭菜、牛羊肉、蒜以及鱼、虾等海鲜类食物。

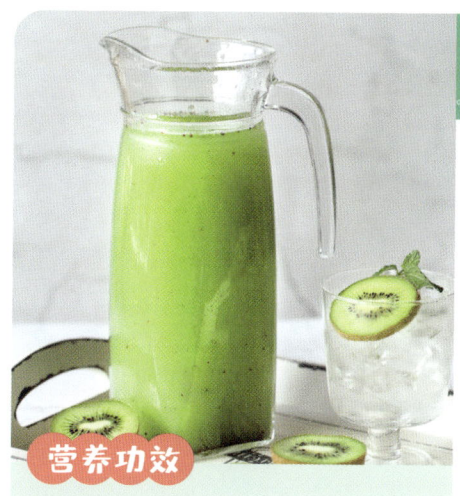

猕猴桃汁

原料：猕猴桃 200 克，柠檬汁适量。

做法：

1. 将猕猴桃洗干净，去皮，切成块。

2. 与凉开水一起放入料理机中，榨出果汁，倒入杯中。

3. 杯中加入柠檬汁调味即可。

营养功效

猕猴桃中的维生素 C 含量高，可以提高孩子的免疫力，能够有效促进身体机能早日恢复。

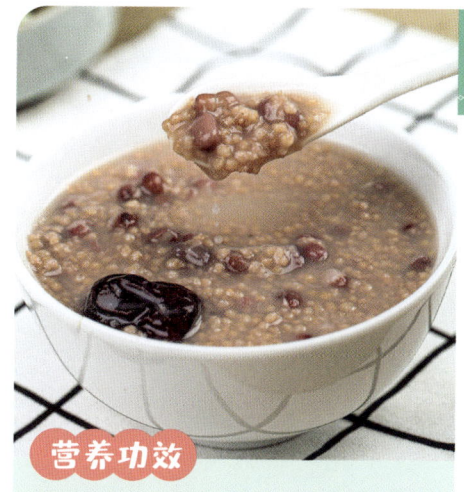

小米红枣粥

原料：小米 100 克，红枣 3 颗，红豆 10 克。

做法：

1. 小米、红豆、红枣淘洗干净。

2. 锅中加适量清水，放入小米、红豆、红枣，熬煮至熟烂黏稠即可。

营养功效

小米和胃、易消化，可增进食欲，提高孩子抵抗力。

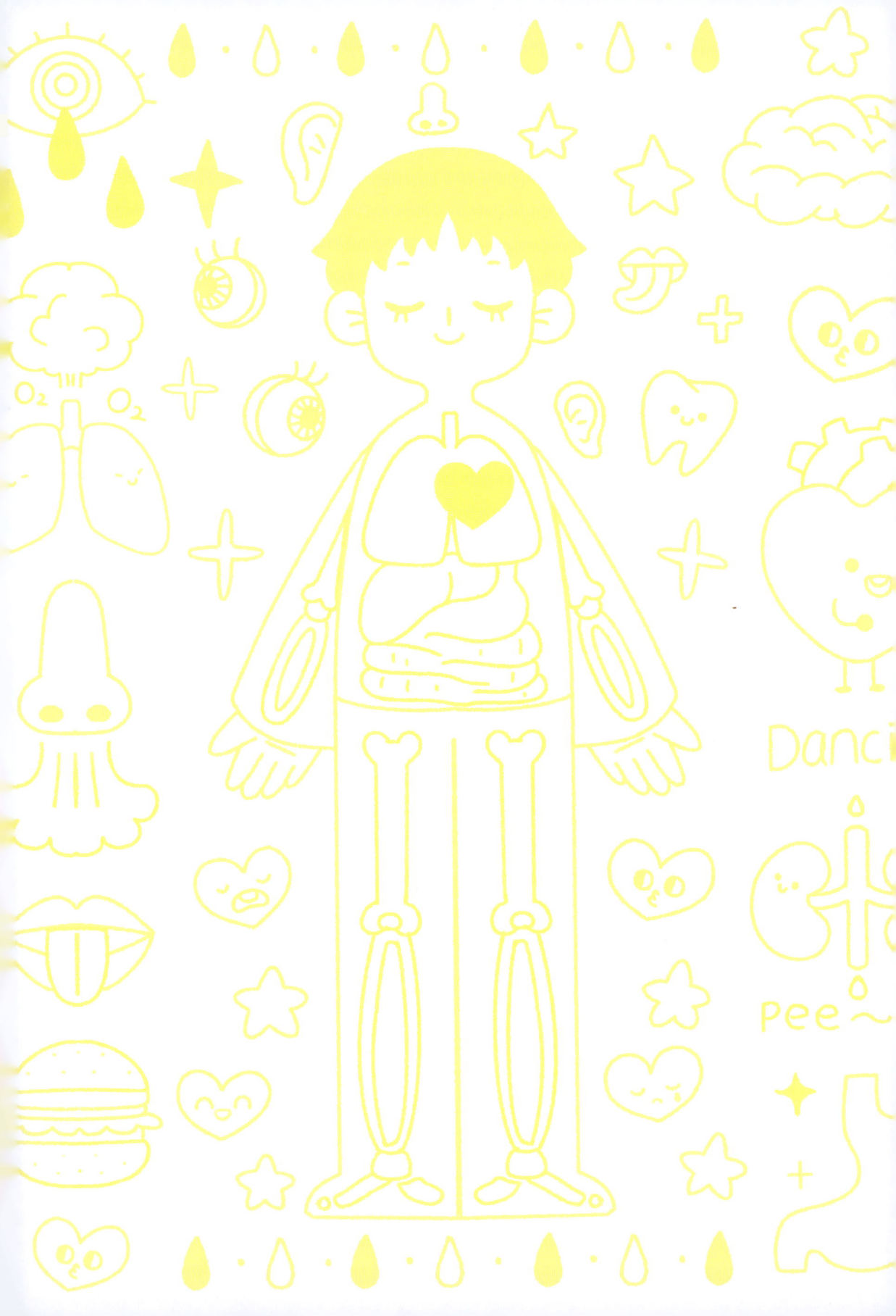

第五章

手足口病

手足口病多是由肠道病毒引起，以手足臀口处斑丘疹、疱疹为主要特点，多伴有发热。手足口病分为轻型和重型两类，绝大多数孩子属于轻型，家长不要太慌张。通过这一章，来详细了解手足口病吧。

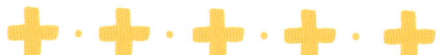

认识手足口病

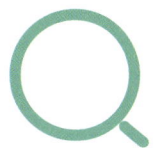

手足口病以手、足皮肤疱疹和口腔黏膜溃疡为主要临床特征,由数种肠道病毒感染所致,主要侵犯5岁以下儿童,并有周期性流行的特点。

手足口病的流行特点

年龄特点:主要发生在1~5岁的幼儿,以3岁或3岁以下婴幼儿发病率最高。这是因为孩子离乳以后,通过妈妈的乳汁获得的抗体逐渐消退,而孩子自己的免疫力还较弱,抵挡不住病毒侵袭。

地区性:手足口病的流行规律无明显的地区性,由于肠道病毒传染性强、传播途径复杂、传播速度快、传染比例大等特点,较短时间内就可能发生大流行。常常2~3年会有一次规律性的高峰。暴发流行几乎每年在世界各处都会发生,大多局限在某一地区,也可能引起大规模流行。

季节性:近年疫情报告的资料显示,手足口病四季均可发生,并没有明显的季节性,但是有一定的季节特点。在北方地区,夏秋季高发,但有逐渐提前的趋势。在南方,春夏季是高峰期,秋冬季节为次高峰。南方地区进入高峰期后,北方病例就开始逐渐增多。该病流行季节可能与肠道病毒喜欢湿热环境有关,由于肠道病毒更适应潮湿、温热的环境,因此以春、夏、秋季发病率较高,但是冬季也不可忽视预防。

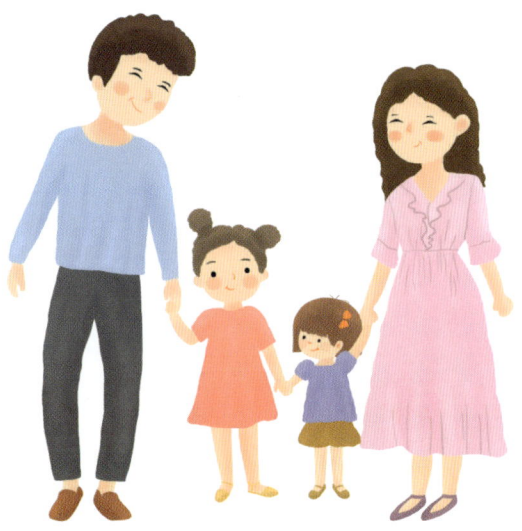

手足口病最易感染发病的人群是婴幼儿和学龄前儿童。

人群聚集性：幼儿园、托儿所、学校等人群密集的公共场所为主要手足口病流行区域，且呈现群体发病现象。根据检测显示，每年手足口病有两个高峰期，5、6月份和9、10月份，其中5、6月份为一年中的最高峰，这可能与幼儿园放假时间有关，5、6月份发病人数上升较快，7月份放暑假，病例就会减少，到了9、10月份，学校开学，人群再次聚集，病例人数又会出现一个小高峰。

病毒特性：引起手足口病的病毒有很多种，比较常见的有柯萨奇病毒A组（CoxA）、B组（CoxB），肠道病毒71型（EV71）、埃可病毒等，其中以肠道病毒最为常见。肠道病毒适合在湿、热的环境中生存与传播，这种病毒对紫外线和干燥比较敏感，在温度56℃的碘酒中，30分钟可以灭活病毒。病毒在4℃的温度下可存活一年，-20℃可长期保存。

传染性：肠道病毒的唯一宿主就是人。患者和隐性感染者都是本病的传染源，但隐性感染者更难以鉴别和发现。感染病毒前几天，感染者咽部和粪便即可检查出病毒，通常在感染后的一周内传染性才达到最强。需要提醒的是，肠道病毒并不是只有小孩子才会受感染，也有可能会传染给大人，这和个人体质有很大关系。不过相对于儿童手足口病，成人患病症状不会严重，不会导致明显的并发症，通常只是出现手心、脚心的皮疹。

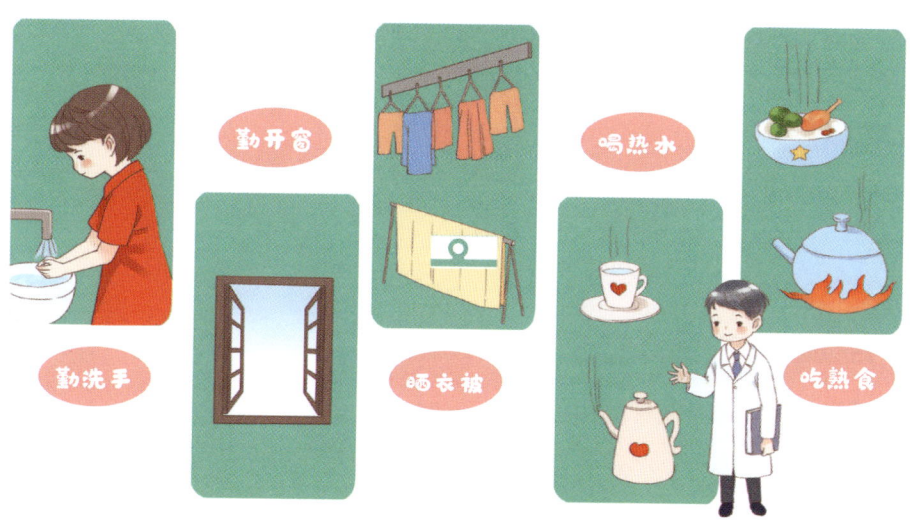

手足口病的预防

手足口病的临床表现

手足口病分为普通型和重型两种，绝大部分手足口病症状较轻，一般经过一周左右，发烧逐渐消退了，疱疹及斑疹也逐渐消退，家长不用太过担心。手足口病整个过程分为四个时期。

潜伏期：感染病毒后，一般会有 3~7 天的潜伏期。这期间不会有任何症状，但是体内病毒正在大量复制。

前驱期：发病初期，症状不明显，很多孩子会伴随发烧、咳嗽、流鼻涕等呼吸道症状，也会有恶心、呕吐、腹痛等胃肠道症状。家长可能以为孩子是普通感冒或者胃肠道不适，给孩子吃一些退烧药、感冒药，但效果往往并不好。

症状明显期：孩子口腔黏膜出现疱疹，手掌、脚掌出现斑疹、斑丘疹或者疱疹，有的孩子臀部或者膝盖也可能有皮疹。嘴里的疱疹开始是个小红点，或者米粒大小玫瑰色点，然后开始起疹，随后会破溃。手足的皮疹一般不疼不痒，但嘴里的疱疹破溃后很疼，孩子往往会哭闹、进食困难。这时基本上就可以判断孩子是得了手足口病了。

转归期：体温下降，无继发感染，一般 2~5 天内水疱逐渐干燥，形成深褐色结痂，脱痂后不留瘢痕。大部分手足口病的症状较为轻微，预后良好，仅表现为皮疹、口腔炎，有时伴发热，病程约 1 周后完全康复。

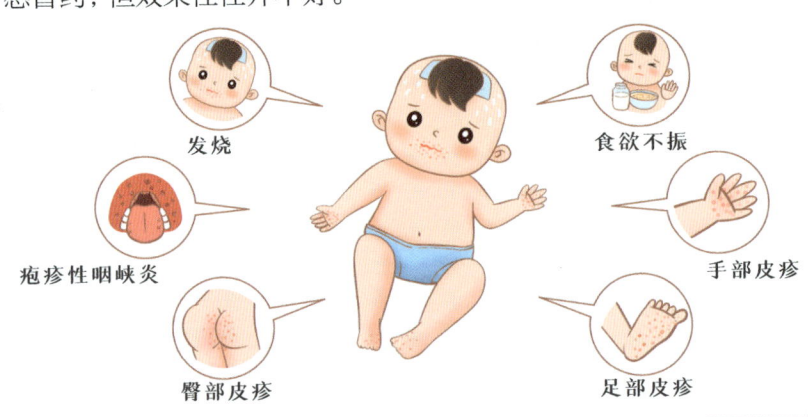

发烧　　食欲不振　　疱疹性咽峡炎　　手部皮疹　　臀部皮疹　　足部皮疹

手足口病 3 个特点

四部曲：主要侵犯手、足、口、臀四个部位。

四不像：不像蚊虫咬，不像药物疹，不像口唇牙龈疱疹，不像水痘。

四不特征：不痛、不痒、不结痂、不留疤。

手足口病的传染途径

引起手足口病的肠道病毒超过 20 多种,病毒一般在患者的口腔、鼻咽以及肠道复制,起的疱疹里面也有。病毒可通过感染者的粪便、咽喉分泌物、唾液和疱疹液等多种方式传染。尤其当孩子发高烧、出皮疹的时候,传染性最强。以下是 4 种最常见的传播方式

传染源:

1. 手足口病患者(即感染者)。
2. 隐性感染者,即感染了病毒但没有发病症状。
3. 健康带毒者,即接触了病毒,在身体体表或呼吸道等体内携带着病毒可以传播给别人。

大人作为传染源一般是后二者。手足口病感染的相关病毒可以在大人身上携带。大人通过照顾孩子日常饮食起居而将病毒传给孩子。因此家长回家后要注意洗手、换衣、漱口、室内通风,尽量避免把病毒带给孩子。

直接接触: 手足口病主要是通过人群密切接触传播,如面对面说话、亲吻、接触,以及打喷嚏溅出的飞沫。病毒通过飞沫传播在空气中,在同一环境下,易感者就会容易被传染。

间接接触: 通过接触被病毒污染的手、毛巾、手绢、牙杯、玩具、食具、奶具以及床上用品等引起感染。人或物品接触到皮肤皮疹或水疱破损处以及口腔中的病毒,从而引起间接接触传播。

饮食传播: 手足口病主要是由肠道内的病毒所引起感染,肠道病毒还会通过饮食传播进行扩散,如不卫生的食物、变质的食物都可能存在致感染的病毒,从而引起感染。所以一定要注意饮食健康。

医院交叉感染: 医院中收治过手足口病患者的诊室或候诊区,如果没有对这些地方及时彻底消毒,易造成患者之间交叉感染。

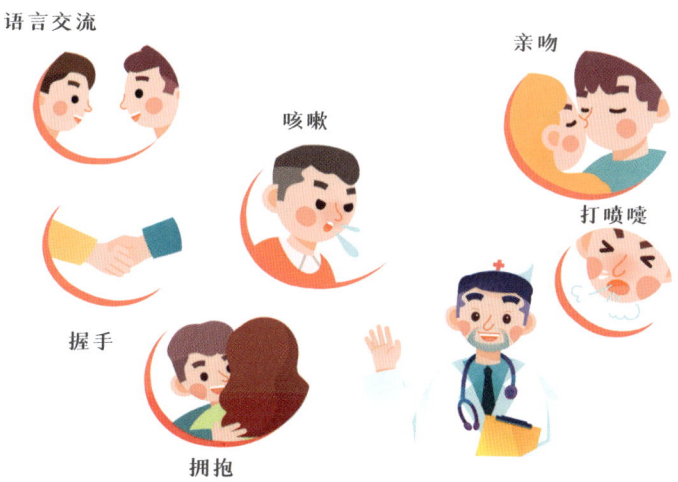

手足口病的多种表现

手足口病在出疹期主要表现为发热,手、足、口、臀等部位出疹,需要注意的是,也有部分感染者仅表现为皮疹或疱疹性咽峡炎,有的感染者甚至不发烧也无皮疹。

疹子又痛又痒可能是感染了 CoxA6[①] 病毒

手足口病的主要感染病毒以 CoxA6 病毒为主,其次是 EV71 病毒。近年来,由 CoxA6 病毒引起的手足口病越来越多,其症状与传统病毒感染的手足口病皮疹特征——不痛、不痒、不结痂、不结疤的"四不"明显不同。越来越多的地区都有 CoxA6 病毒导致手足口病的报道,CoxA6 病毒已成为继 CoxA16、EV71 病毒之后的又一个主要常见病原。

CoxA6 手足口病典型特征

1. 发热更严重,会持续高热。

2. 皮疹比典型手足口的更严重,可以累及全身,并伴有瘙痒、疼痛,甚至形成大疱、糜烂、溃疡。

3. 皮疹的持续时间更长,平均 12 天。约 20% 的感染者在恢复期病程后 1~3 周出现手脚脱皮,1~2 月出现指(趾)甲脱落,这是 CoxA6 病毒感染的特征性表现之一。

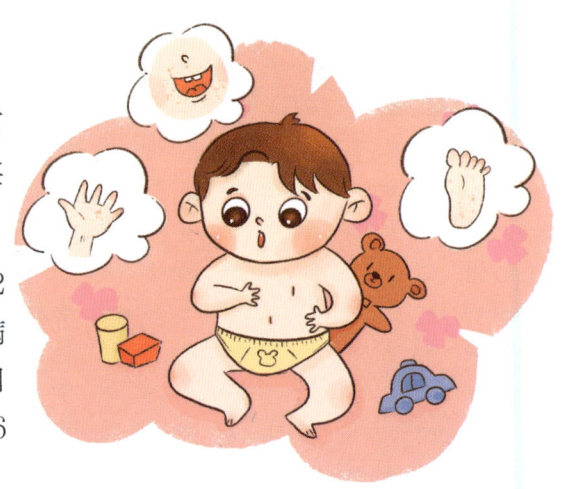

感染 CoxA6 病毒后,经规范治疗,治愈效果较好,很少发生危及生命的重症病例。建议孩子有高热、皮疹的症状时,及时就医。

注①:CoxA6,柯萨奇病毒 A 组 6 型。

没有发热，也可能是手足口病

> 🔍 手足口病主要以皮疹或疱疹为主要表现，可以发烧，也可以不发烧。

发烧是病毒进入血液循环导致的病毒血症的全身性表现，只有约50%的患儿在发病前1~2天或者发病的同时出现发烧，体温一般是38℃左右。通过物理降温，或者是口服退热药就可以缓解。

如果孩子得了手足口病不发烧，而且精神状态良好，能吃能睡，孩子表现得比较活泼，表示病情不严重，家长可以放心。

不发烧的手足口病是不严重的，只要让孩子在家隔离休息，做好家庭护理工作，一般一周左右就会痊愈。注意多让孩子喝水，保持皮疹部位的干燥卫生清洁。孩子之前碰过和用过的东西都要及时消毒，保持室内通风。

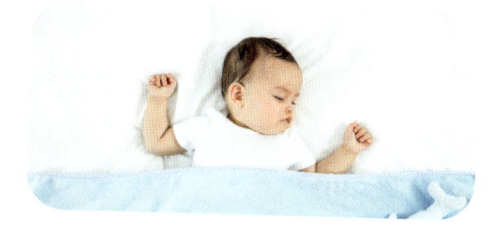

只发热不出疹也要警惕是手足口病

> 🔍 手足口病不是严格地在手足口等处出现皮疹。

手足口病皮疹出现的位置和多少和病毒的毒性、复制数量，以及自身免疫系统对病毒的反应有关。皮疹通常出现在典型部位，但有一些孩子可能仅仅有口腔内的疱疹，有的孩子仅仅是屁股上有斑丘疹，甚至不出疹，家长不能因为孩子手足没出疹，就排除手足口病的可能。

如果孩子不出疹但是持续高热不退，表现出精神差、呕吐、呼吸急促、心率增快、出冷汗、四肢冰凉等，有可能在短期内发展为手足口重症，家长应迅速带孩子就医。

辨别疱疹性咽峡炎和手足口病

疱疹性咽峡炎与手足口病发病时有很多相似点，但是这两种疾病是不同的，因此要注意正确区分，以确保孩子得到正确的治疗。

疱疹性咽峡炎和手足口病的相似点

疱疹性咽峡炎和手足口病两者大多是由同一种肠道病毒感染引起，有很多是重叠的，所以在症状和传播途径上极为相似，又有所区别。

手足口病
埃可病毒：1、4、7

柯萨奇病毒：A2、A3、A4、A5、A6、A7、A8、A9、A10、A16、B2、B3、B5
埃可病毒：19
肠道病毒：A71

疱疹性咽峡炎
柯萨奇病毒：A1、A22、B1、B4
埃可病毒：6、9、16

具有传染性

手足口病具有较强的传染性。疱疹性咽峡炎传染性也极强，尤其是3岁以下的孩子很容易被感染，潜伏期一般为4~7天。

长疹位置有重叠

疱疹性咽峡炎和手足口病感染后，口腔的咽部和软腭都会长疱疹。同时伴有不同程度的发热和咽痛。

治疗相似

疱疹性咽峡炎和手足口都属于自限性疾病，都是可以自愈的，对症用药缓解症状就行。感染者发热时，可以通过退热贴缓解等。如果高热不退，在医生指导下使用药物进行治疗。

疱疹性咽峡炎和手足口病的不同点

症状不同

疱疹性咽峡炎的孩子是先发热再发现疱疹,突然性的高热不退,体温在39~40℃。随后就诊时发现口腔有疱疹,孩子咽痛明显,吃东西时会哭闹,发热时间持续3~5天。疱疹咽峡炎极少出现严重并发症和重症病例。

大多数的手足口病是先发出疹再发热(有的也会无热),一般是中低热,咽痛症状比较轻,甚至有的孩子没有咽痛症状,发热1~2天就恢复正常,手足口病有1%左右的重症病例。

病情不同

疱疹性咽峡炎发病风险较轻,一般1~2周即可自愈。疱疹性咽峡炎来势凶猛,但一般不存在严重的症状和生命危险。

手足口病发病较轻时,1~2周可以自愈,但是病情较重时,则容易引发心肌炎、肺水肿、脑膜炎等并发症,严重的可能会危及孩子生命。

治疗不同

疱疹性咽峡炎对症用药即可缓解症状。

手足口病没有出现明显的高烧,一般会自己恢复正常。孩子出现高热时,可以使用美林,也就是布洛芬,或者泰诺林,也就是对乙酰氨基酚。同时遵医嘱服用清热解毒以及抗病毒的药物。

发病的位置不同

疱疹性咽峡炎发病位置是在口腔。

手足口病不仅口腔出现疱疹,同时手心、手背、足底、臀部等位置也有可能出现疱疹。家长需要多注意区分这两种疾病的不同。

手足口病重症也危险

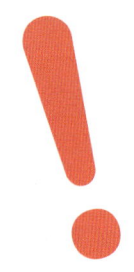

孩子被确诊为手足口病，90%以上的能在一周内痊愈。需要警惕的是1%~1.6%的手足口病，会发展为重症手足口病，并发脑膜炎、脑炎等，可能会危及生命。

手足口病重症表现

🔍 **最明显的症状就是持续高热，体温大于39℃，常规退热药效果不好。**

神经系统表现为：有的孩子可能会精神不好，精神萎靡，容易发惊，不是高热惊厥，是惊跳，肢体莫名其妙地抖动，没力气，站不稳。

呼吸系统表现为：安静状态下，孩子的呼吸频率大概是每分钟30~40次，如果孩子的呼吸增快，超过每分钟50次、60次了，或者孩子呼吸减慢，快慢不均了，这些是病情加重时的表现。

循环系统表现为：面色苍白，指甲出现发紫发绀，血压升高或下降。有的孩子可能开始出冷汗、四肢发凉、心率增快，每分钟超过100次，甚至到140~150次，这些是病情加重时出现的心血管系统循环障碍。

此外，重症患儿在医院查血常规时，白细胞总数明显增高，达到每立方毫米15000个、甚至更高水平，应急性血糖也会增高，比如空腹血糖值超过8.3毫摩尔/升。无论如何，当家长发现以上这些重症表现，或者还拿不准，都应该及时到医院，让医生帮助孩子进一步诊断治疗。

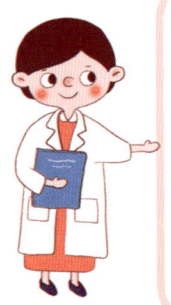

孩子需要及时就医的情况

持续高热，温度39℃超过24小时，或者已经给孩子吃了退热药但是体温还是下降不明显。有的孩子咽痛明显，喝不下水也吃不了东西，导致脱水严重。

眼窝深陷、嘴唇干裂、精神萎靡，且在清醒状态下6小时以上没有排尿。

手足口病重症危害

根据国家卫生计生委发布的《全国法定传染病疫情概况》显示,在丙类传染病病种中,手足口病的发病率和死亡数已经连续几年都排第一。引发手足口病的病毒有20多种,目前市面上的手足口病疫苗也只针对EV-71型病毒。即便接种了手足口疫苗,仍然有一定概率会感染手足口病。重症的手足口病,病毒侵入人体后,随着血液循环进入大脑,导致脑炎、脑膜炎、颅内高压,继发性的引起心率、血压升高,并且引发肺水肿和心衰,严重者导致死亡。

重症手足口病多发生在3岁以下儿童,疾病进展非常快,2~4天就能形成重症手足口,家长要提高警惕,时时关注孩子的病情变化。

疹子多不属于重症

有的家长会疑惑:孩子得了手足口病,疹子好像比别人多,皮肤损伤严重,这是不是属于重症?有的孩子身上就几个皮疹,但是后来合并出现重症表现;有的孩子身上皮疹又多又典型,可是并没有出现以上所说的重症表现。一般医生不会通过疹子的多少来判断孩子是不是属于重症手足口病。

鲍大夫温馨叮嘱

有以下表现提示孩子可能在短期内发展为重症病例,需要立即送医院治疗。

持续高热:体温大于39℃,并持续超过3天。

神经系统异常:孩子出现嗜睡、呕吐、头痛等表现,有时会伴有肢体抖动、站立不稳或肌肉抽搐。

心衰前表现:孩子呼吸和心率增快、四肢发凉、出冷汗,皮肤湿冷。

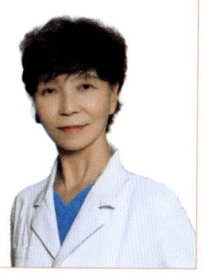

手足口病治疗对策

手足口病绝大多数是普通型,属于自限性疾病,做好对症处理,缓解不适后,只需等待疾病消退。对于重症的手足口病,家长识别出来症状后,立即送医院,由医生对孩子的病情进行评估。

手足口病治疗原则

对于医生而言,临床上没有针对EV-71型病毒,或者柯萨奇病毒A组16型等手足口病毒的特效药物。治疗原则还是"对症干预"。如果孩子发烧,就积极退烧;如果孩子咳嗽,可以给止咳药。重症病例一般会住院治疗。任何药物都做不到让孩子口腔内的疱疹或者溃疡马上愈合,或马上就不疼了。所以,最好的办法还是等待加护理。

对于家长而言,首先要做好孩子居家隔离,不要让孩子再去学校了,也不要去人口密集的地方。手足口病完全恢复一般需要一两周,隔离时间最好适当长一些,等到孩子溃疡和水疱结痂恢复后,再结束隔离。这样才能避免把疾病传染给其他人,或者再二次感染了其他病毒。

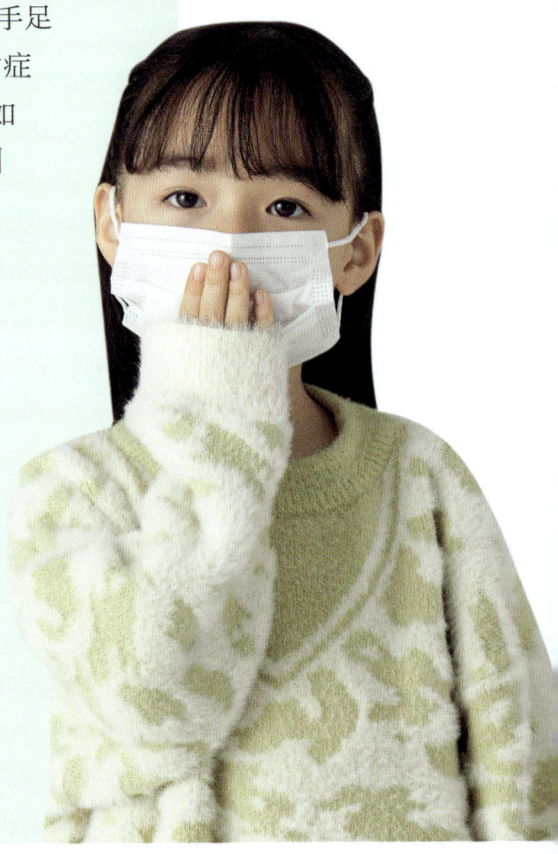

手足口病家庭护理

手足口病没有特异性的抗病毒治疗药物,因此家庭护理显得尤为重要。通常没有合并症的孩子可以在家治疗护理。

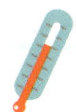

退热护理

使用物理和药物降温的方法。孩子发烧期间,鼓励孩子多喝水、多排尿,密切关注孩子的体温变化,需要的时候可以使用退烧药物。一般发烧2~3天,最多5天就退烧了,不必过度担心。

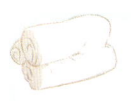

皮疹护理

保持皮肤清洁,尽量让孩子的皮肤少受摩擦、刺激,给孩子选择宽松一点、轻薄、柔软、透气的衣服,最好是纯棉的。

剪短孩子的指甲,避免过度搔抓,必要时包裹孩子双手,以免造成皮肤损伤和感染。皮肤瘙痒处可局部外涂炉甘石洗剂,当疱疹破裂并伴皮肤继发感染时,可局部外用抗菌药膏。

臀部有皮疹的孩子,保持臀部清洁。小一点儿的孩子,勤换尿不湿,大小便或者出汗后及时清洗,保持皮肤干燥。

口腔和饮食护理

患病期间,孩子的消化功能减弱,抵抗力降低,饮食上应给予易消化的营养食物。无论是手足口病,还是疱疹性咽峡炎,嘴巴里的疱疹都很疼,有时候孩子很想吃东西,而怕疼不敢咽。在口腔内水疱破溃成溃疡期间,可以多给予孩子一些温的流质、细软、容易消化的食物,如牛奶、稀粥、绿豆汤、面条汤等,食物不要太烫,放凉一点,孩子会更容易接受。

不要给孩子吃刺激性大的食物,比如酸的橙子汁,或者太咸太辣的食物,这些食物会刺激口腔黏膜,使得疱疹更疼。伴有口腔溃疡症状的患儿适当补充B族维生素和维生素C,疾病期间的饮食中可以多配合此类营养含量丰富的新鲜蔬果。同时注意补充富含蛋白质的食物。

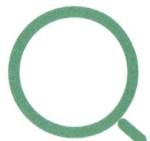 手足口病提前预防

预防胜于治疗。家长日常应做好手足口病的预防,让孩子远离病毒的侵扰。手足口病的预防主要是两方面:一是提前注射相关疫苗,可大大降低发病率;一是日常生活要注意卫生,同时加强孩子自身的免疫力。

疫苗预防

针对手足口病的疫苗属于二类疫苗,目前只有 EV-71 型灭活疫苗,也就是说,这种疫苗只能预防 EV-71 感染的手足口病,对于其他病毒没有预防作用。所以,打了这个疫苗不等于不会得手足口病了,但会降低得手足口病的风险。生活中还需要多加注意。

> **疫苗的优势**:EV-71 疫苗不仅能预防 EV-71 病毒导致的手足口病,还可能降低疱疹性咽峡炎以及非特异性的发烧。

接种时间

6 个月 ~5 岁以内的孩子可以接种。

疫苗一共有 2 针,第 2 针至少间隔 1 个月再去打。

目前该疫苗不适合 5 岁以上儿童。之前已患过手足口病的孩子,如果无法确定病毒类型且在疫苗适龄范围内,仍可接种 EV-71 疫苗。

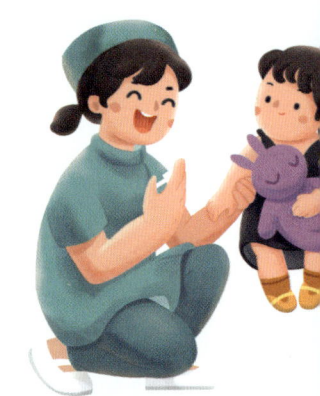

手足口病疫苗接种禁忌

1. 患有血小板减少症或出血性疾病者。
2. 正在接受免疫抑制治疗或免疫功能缺陷者。
3. 患有神经系统疾病者。

生活预防

1 日常生活中养成良好的卫生习惯,做到饭前、便后洗手。手足口病的病菌也可以通过口腔进入肠道,孩子用不洁净的手接触到的食物,再送到口中,很容易被病菌感染。

2 家长从外边回来先洗手、洗脸,再接触孩子。经常开窗通风。孩子的餐具、奶瓶、玩具、被子、毛巾及时清洗,定期消毒等,这些简单的细节很重要。

3 在疾病高发期,尽量避免孩子到拥挤的公共场所,以防孩子与已经患病的孩子接触而感染。

4 在疾病高发期,应加强孩子的营养,保证孩子有充足的休息,增强抵抗力。

5 适当晒太阳。肠道病毒EV-71型病毒最怕紫外线,多晒太阳能有效消灭病毒。另外,家居物品如衣被等也要勤暴晒。

学习健康洗手7步法

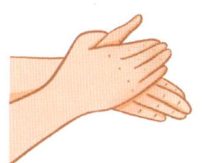

1. 搓手掌,两只手的手指并拢,掌心相对互相搓洗。

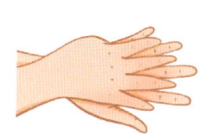

2. 洗手背指缝,一只手的手指放入另一只手后背的指缝相互搓洗,然后再交换搓洗。

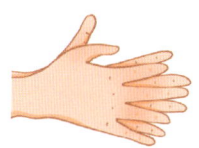

3. 洗掌心指缝,两只手掌心相对,手指互相交叉搓洗。

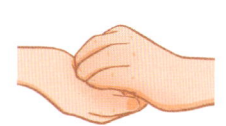

4. 洗指背,四指并拢弯曲放入另一只手的掌心搓洗,然后交换搓洗。

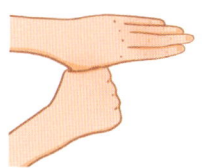

5. 洗大拇指,一只手握住另一只手的大拇指进行搓洗,然后交换搓洗。

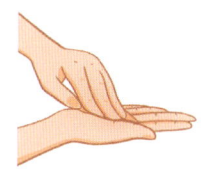

6. 洗指尖,五指并拢放入另一只手的掌心搓洗,然后再换手搓洗。

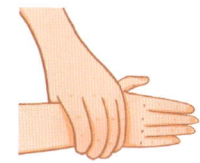

7. 洗手腕,一只手握住另一手的手腕进行搓洗,然后再换手搓洗。

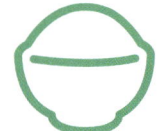
饮食建议

患手足口病的孩子，口腔内可能会有红肿和破损面，建议饮食要清淡，尽量做到以营养粥或者汤的形式给孩子补充能量。同时，也要注意给孩子多喝水。

饮食以清淡软糯为主

孩子口腔疱疹在发病 2~5 天后会破裂形成溃疡，这时孩子会觉得嘴巴疼，尤其是吃东西的时候。这时可以给孩子用开喉剑喷雾剂喷嗓子，一般 2 小时喷一次，喷一两天，能有效缓解疼痛，让孩子可以进食。

饮食注意

温度上，为了进食时减少嘴疼，食物要不烫、不凉，可以用吸管吸食，减少食物与口腔黏膜的接触。建议给孩子吃偏凉一些的食品，能缓解孩子的疼痛。

性状上，要选择软糯、泥糊状食物为主，如牛奶香蕉糊。牛奶提供优质蛋白质，香蕉易制成糊状。硬的、干的、膨化的食品不要给孩子吃，否则咽部会越吃越疼。

味道上以不刺激的食品为主，过于酸的、辣的食品不能吃。

及时补水

孩子生病后常常不愿意喝水，再加上嘴巴疼痛，喝水量就更少。但是当体内缺水后，身体机能会降低，疾病恢复变慢，还可能导致脱水。孩子生病后，一定要保证饮水量足够，标准就是小便次数不减少，颜色透明或者呈淡黄色。

孩子一次喝水不多，可以少量多次地喝，不愿意用杯子喝，可以用勺子少量地喂，不愿意喝白水，可以喝奶、豆汁，也可以喝果汁，但要选择刺激性小的果汁，如西瓜汁。不要喝橙汁、山楂汁等酸味的饮品。

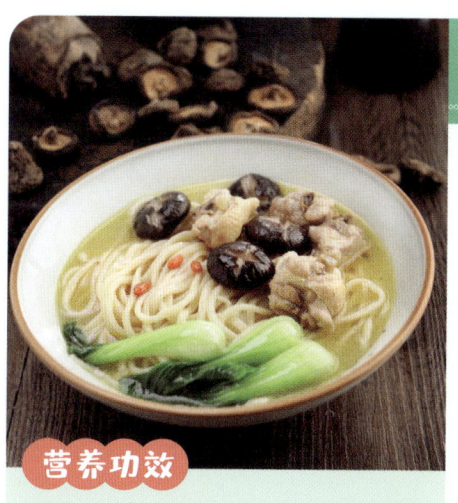

鸡肉香菇面

原料：香菇5朵，油菜20克，面条50克，鸡肉块、盐、姜片、料酒、酱油、油各适量。

做法：

1. 鸡肉块洗净，焯烫；香菇去蒂，洗净，油菜洗净。

2. 油锅烧热，放入姜片，倒入鸡肉块翻炒，加入香菇、料酒、酱油，放适量水炖煮，出锅前放适量盐。

3. 另起一锅，热水煮面条，再放入油菜，煮熟后捞出，浇上香菇鸡肉汁即可。

营养功效

鸡肉和香菇都含有B族维生素，还富含钙、磷、铁、镁等矿物质成分，为孩子提供能量和营养。

红小豆山药粥

原料：红小豆、薏米各30克，山药50克。

做法：

1. 红小豆、薏米分别洗净；山药去皮，切块。

2. 红小豆和薏米放入锅中，加水煮沸，转小火煮1小时。

3. 将山药块倒入粥中，继续煮10分钟即可。

营养功效

山药中含有的淀粉酶、多酚氧化酶等物质，有利于脾胃消化吸收，能增强抵抗力。

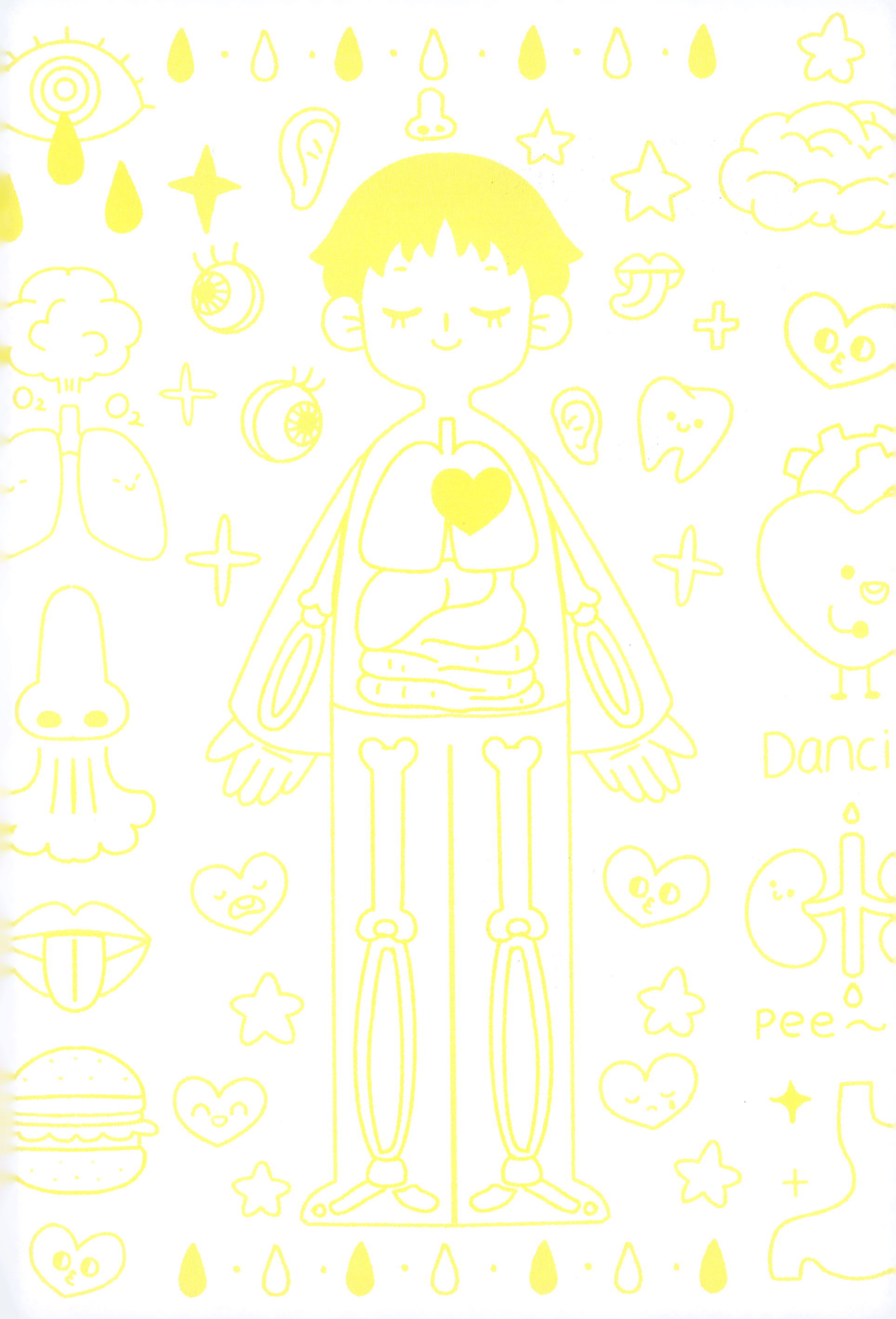

第六章

流感与感冒

儿童时期患流感、感冒较为常见,普通感冒症状较轻,大多可以自愈。而流感症状比较严重,高热不退,精神不好,需要家长高度重视,及早给予抗流感治疗及加强护理。

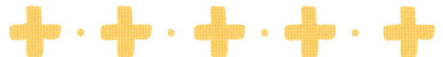

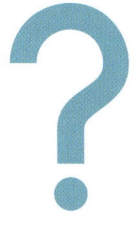 什么是流感

流感是一种呼吸道传染性疾病,主要通过空气进行传播,容易在冬天流行,其病源就是流感病毒。以下是流感侵入人体的全过程。

流感侵入人体的全过程

病毒侵入细胞,不断复制自己(多数感染者此时并没有任何明显症状)。

巨噬细胞来了,它们可以吞噬多个病原体,然后自毁。残骸会被咽部纤毛带走,并被吞噬消化(人体开始感到咽部疼痛,流黄鼻涕)。

身体的代谢加快,免疫细胞以更快的速度繁殖,派出T细胞部队,找到受感染的细胞并摧毁它们。另外还有B细胞部队,记忆病毒,然后分泌出名为抗体的蛋白质。抗体识别病毒上特定的糖蛋白,束缚游离的病毒,使其无法再感染正常细胞(人体扁桃体肿大,喝水或说话就会疼痛)。

每天"巡逻"的自然杀伤细胞到达战场,它可以使受感染细胞破裂死亡,但不能精确识别被感染细胞,很多正常细胞因此被波及(人体鼻黏膜分泌黏液,堵塞鼻腔)。

病毒数量过于庞大,吞噬细胞要叫来"帮手"增援。吞噬细胞释放白细胞介素通知神经系统的下丘脑,让体温高于正常值,使病毒的繁殖速度开始减缓(人体感到寒冷,打颤发烧)。

病毒数量不断减少,残骸在咽部开始堆积。多数T细胞会萎缩死亡,但一小部分T细胞会以记忆细胞的形式留存在身体中,应对下一次病毒的入侵。

流感的类型

流感是由流感病毒引发的急性呼吸道传染性疾病。根据流感病毒核蛋白（NP）和基质蛋白（MP），可分为甲乙丙丁四大类。

甲型流感

甲型流感可以感染人类和动物，是唯一可引起全球大流行的流感。甲型流感病毒最为常见，如H1N1猪流感、H5N1禽流感，H7N9禽流感等都在此列。

H与N分别代表流感病毒外壳上两大糖蛋白：血凝素（H）和神经氨酸酶（N）。根据血凝素和神经氨酸酶的类型不同，学术界将甲型流感病毒细化成H1N1和H5N1这样的亚种。

甲型流感病毒容易发生变异，改变糖蛋白结构，产生新型流感病毒株。当人体缺乏对新型变异毒株的免疫力，或者体内抗体无法认出这种改变的糖蛋白就会引起不同程度的流感病毒。流感疫苗和抗病毒的药物随病毒的变异，会降低其有效性，从而给预防和治疗带来难度。这也是流感每隔2~3年会大面积爆发的重要原因。

乙型流感

乙型病毒为季节性流感病毒的一种，每年在人群中有不同程度的流行，主要引起局部爆发流行，儿童、老年人等免疫力低的人群有易感倾向。乙型流感病毒通常只影响人类，它比甲型流感变异发生得更慢。

丙型流感、丁型流感

丙型流感很少引起大规模流行，仅引起轻度的鼻塞、打喷嚏、流鼻涕和其他症状。丁型流感病毒主要影响牛，几乎不感染人类。

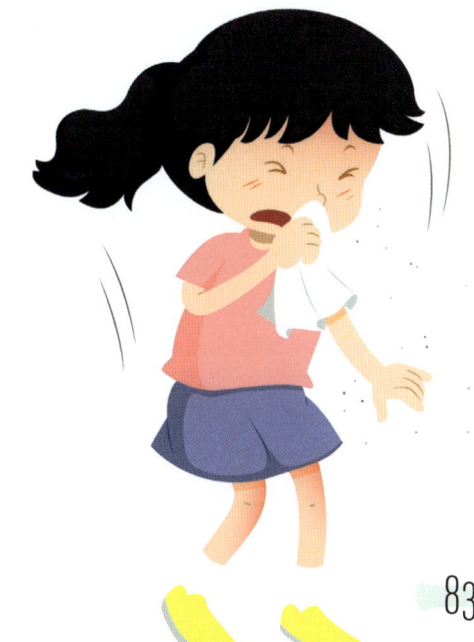

预防流感感染或传播的方法

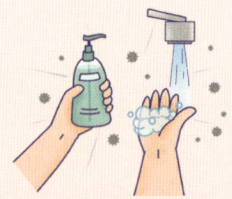
经常洗手

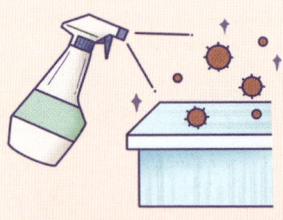
经常消毒

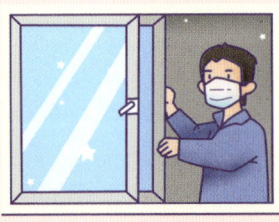
经常开窗通风

限制与患者接触

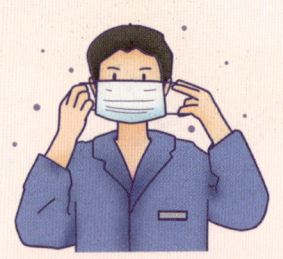
出门时戴口罩

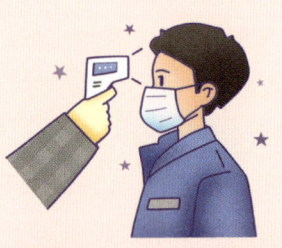
经常测温

感染流感病毒的四种表现

流感病毒是相对常见的病毒,如果身体受到病毒入侵,就会出现发热、畏寒或者身体乏力等症状。根据症状的轻重,不同的患者所表现出来的疾病症状有所不同。

单纯型流感

这种类型最常见,发病急,具有一定的突发性。发病时伴有高热,体温可达 39℃,全身乏力,肌肉关节酸痛,干咳、咽痛、鼻塞、流涕等,都是流感较为常见的症状。通常在发烧后 2~3 天体温会下降。

胃肠型流感

在发烧的同时以胃肠道症状为主,有恶心、呕吐、腹痛、腹泻等。

肺炎型流感

主要发生在儿童、老年人或体弱多病的患者中。当高烧不退,咳嗽加重,精神状态不好时,医生通过血液、胸片检查,会发现白细胞减少、中性粒细胞减少,X 射线检查,双肺均显示有散布的絮状阴影,可以证实流感肺炎的诊断。

流感肺炎往往比普通肺炎要严重得多。肺炎型流感可能会损害肝脏;或者损害心脏,出现心肌炎、心包炎等;损害肾脏,可能会得肾炎、严重的肾衰竭;视神经受损,并发脑炎、脑膜炎等。

中毒型流感

中毒型流感的肺部表现并不明显,但是会对人体的神经系统以及血管系统造成损害,出现以下的症状:发高烧、说胡话、昏迷、抽搐,还会伴随着脑膜炎的发生。成人和孩子都有可能会发生感染。成年人会出现脑膜刺激征,儿童会有抽搐。这种类型的流感发生率不高,但是死亡率高。

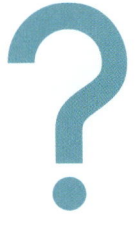# 流感重症要点

流感有轻有重，如果是轻度流感，一般5~7天即可自愈。如果患上重症流感，不仅会表现出感冒症状，还会影响到全身各个脏器，出现严重的多系统损害。不及时治疗可能会危及生命。

如何判断病情严重

1. 持续发热大于3天，而且体温在39℃以上，比如吃药治疗3天后仍然高烧不退，咽痛、咳嗽、头疼等症状没有缓解，甚至更严重了。

2. 呼吸频率增快，呼吸困难或者是出现呼吸道梗阻的表现；口唇紫绀，口周发青。

3. 患有重症流感的人，反应会较为迟钝，容易有嗜睡、躁动、惊厥或者呕吐等表现。

4. 尿量少也是重症流感患者的表现之一。

5. 严重呕吐、腹泻，出现脱水表现。

6. 原有基础疾病明显加重，同时合并有严重的肺炎或心肌炎。如果咳嗽表现严重，容易出现咯脓痰、血痰或者胸痛、胸闷。

重症流感可以造成全身多脏器、多系统的损害。上面这些情况如果有1项以上，就表示是重症流感，需要及时就诊，否则可能引起呼吸衰竭、心肌损伤、急性肾损伤等许多合并症。家长要注意观察，及时发现孩子的病情变化。

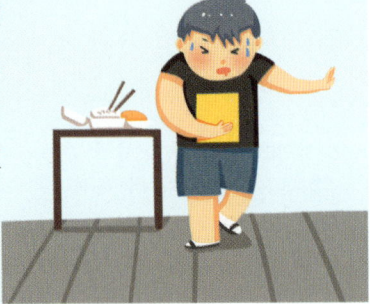

流感常见并发症

神经系统损伤

如果孩子出现发热、头痛、恶心呕吐、惊厥抽搐、意识不清、肢体无力或者无法活动,考虑是神经系统损伤,可能并发脑炎、脑膜炎、脊髓炎等。

呼吸系统疾病

流感病毒一般会感染上呼吸道,出现继发性感染,包括急性扁桃体炎、急性鼻窦炎等。病毒可能会向下蔓延,引起肺部感染,出现肺炎,表现为高热、剧烈咳嗽、脓痰、呼吸困难等症状。

中耳炎

口、鼻和耳是相通的,如果流感病毒经口、鼻进入人体,继而向两侧延伸,可能导致耳部感染,发生中耳炎,出现耳道疼痛、听力下降等症状。

肌炎和横纹肌溶解

孩子出现肌肉疼痛无力,肾功能衰竭,肌红蛋白升高,肾损伤等。这种情况较少见。

并发症高危人群

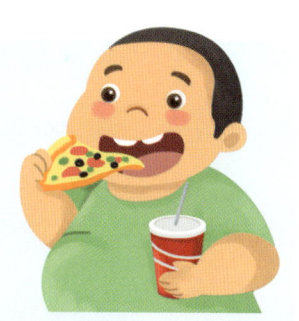

年龄小的孩子:年龄越小,孩子抵抗力差,发生并发症的概率就越大。年龄小于 5 岁的孩子易发生并发症,年龄小于 2 岁的孩子易发生严重并发症,年龄小于 6 个月的孩子,死亡率较高。

有以下疾病的儿童:慢性肺部疾病、心血管疾病、肾肝血液系统疾病、代谢性疾病、免疫功能抑制。

具有神经系统疾病或神经发育问题的儿童:包括脑脊髓、周围神经和肌肉疾病,肌肉营养不良或脊髓损伤。

极度肥胖的孩子:如 BMI>30 的肥胖者就是高危人群。

流感治疗对策

孩子发生流感时,最好先去门诊评估一下,对于流感轻症,一般只需在门诊随诊治疗,家长应遵医嘱做好家庭护理。

家庭护理

第一:退热护理

有的孩子吃了退烧药,体温稍微降下去一点儿,没多久又烧起来了。这个时候,鼓励孩子多喝水、多排尿。较小的孩子不要包裹得太严,打开包被让他散热。密切关注孩子的体温变化,一般发烧2~3天,最多5天就退烧了,不必过度担心。6个月~3岁的孩子感冒发热时应警惕高热惊厥的发生。有高热惊厥史的儿童,最好在发热头2天给予预防惊厥的药物。

第二:注意休息

卧床休息,尤其是学龄儿童,不要因为担心影响学习而还去上学,或者在家里还要做功课、做运动等。让孩子充分休息,减少体力消耗,当症状消失再恢复日常活动。

第四:避免交叉感染

无论是孩子,还是接触孩子的家长,都要勤洗手,注意居室通风,尽可能给孩子戴口罩,避免感染给其他家庭成员。如果家里有两个孩子的,一定要格外注意,两个孩子要分餐具吃饭,尽量不在一起玩耍,将两个孩子暂时分开,避免交叉感染。

第三:饮食护理

孩子的饮食要易于消化,如米汤、稀粥、面条等。由于发烧高热,有的孩子会伴随呕吐、腹泻等症状,容易导致体液丢失。因此要鼓励孩子少量多次地喝水,避免脱水。

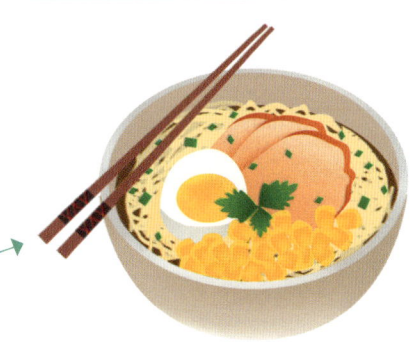

流感疫苗

最好的预防方法是每年接种流感疫苗。

根据研究，流感疫苗能够降低患病率，如果仍然患上流感也能减轻流感的严重程度，降低并发症和死亡风险。

流感疫苗最佳接种时间是每年的 10~12 月份。我国流行期是当年 11 月至次年 3 月左右，加之疫苗接种后，大概需要 15 天以后才具备免疫效果，所以流感高发季节前，适当提前接种。接种后，免疫力可以维持 1 年，1 年后基本失去预防效果。因此，第 2 年还需要再次接种。

一般 6 个月至 3 岁内的儿童隔 4 周接种两剂，3 岁以上儿童和成人接种一剂。

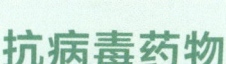

流感病毒种类较多，疫苗中包含的预防病毒可能和流行病毒不匹配，因此疫苗不能提供百分百的保护，但是依然鼓励接种流感疫苗。

抗病毒药物

抗病毒药物可以缩短症状持续时间或预防更严重的并发症。抗病毒药物可以使流感并发症高风险人群受益，包括年幼儿童、老年人、孕妇以及患有某些慢性疾病的人。

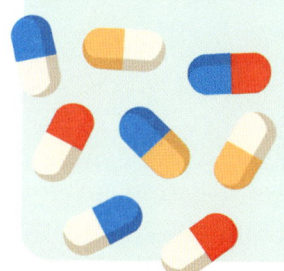

确诊流感后，应尽早服用磷酸奥司他韦。儿童使用磷酸奥司他韦是安全的。在症状开始的 1~2 天内服用抗病毒药物效果最佳。一般情况下要服用 3~5 天，推荐在发病 48 小时内使用，如果在发病 12 小时内就使用，会减少 3~4 天病程，效果更好。

感冒的四种类型

季节更替的时候往往是感冒高发期，对于一些体质相对较弱的群体，尤其是儿童，他们的免疫机能总体低下，容易成为感冒严重受害群体之一。孩子患了感冒，可以先分辨一下类型，进行有针对性地护理和治疗。

风寒感冒

病因

1. 风寒感冒大多是发生在秋冬季节，因气温急剧下降，受凉引起感冒。

2. 因疲劳、饮食不均衡、缺乏运动等导致免疫力低下。人体自身的防御机制不能辨别和消灭外来侵入的病毒和细菌，导致病毒和细菌迅速繁殖，出现感冒的情况。

3. 患有一些慢性呼吸道疾病，如扁桃体炎、鼻窦炎等，属于易感人群，容易出现感冒。

4. 病毒感染，比如流感病毒、埃可病毒、副流感病毒等。

症状

鼻塞、流鼻涕、打喷嚏、低热或不发热等，这是风寒感冒常见的症状。

头部疼痛，连带颈部也会产生疼痛感，还有可能会伴随有肌肉酸痛、乏力、畏寒等表现，有的孩子会怕风、怕寒，喜欢喝热饮。

治疗

治疗风寒感冒的关键就是出汗，如果症状比较轻微，可以在家煮姜丝萝卜汤、红糖姜饮，对于治疗风寒感冒效果较好。平时注意保暖，睡前给孩子泡脚。病情严重时，可以吃风寒感冒冲剂，感冒清热冲剂。

风热感冒

病因

风热感冒多是受到风热之邪所致，但有很多孩子是先受到了风寒之邪，寒邪随即入里化热，而后出现风热证，或者身体受外界环境影响，汗流浃背，突然遇冷后导致汗毛孔收缩，使人体闭汗后出现的感冒症状。

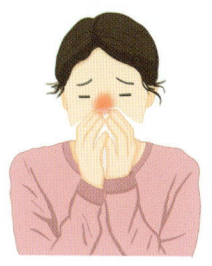

症状

发热、恶风、鼻塞，可能伴有咽痛、咽干、咽痒等症状，有的孩子还会表现为头痛、口干、口渴、咳嗽或者咳痰、咯黄痰等症状。风热感冒治疗不及时会迁延不愈，引起长期咳嗽、慢性鼻炎、肺炎等。

治疗

治疗应以辛凉解表为主，通过发汗透表，可使病毒代谢产生的大量毒素从汗液排泄出，同时出汗也能达到退热的效果。清热解毒中药有较好的抗病毒、利咽消肿、清热的作用。

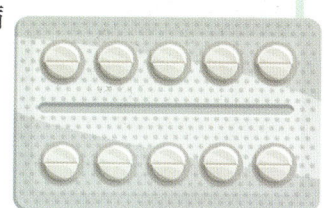

可服用中成药，如银翘解毒片、桑菊感冒片、板蓝根冲剂等。

如果发热较重，咽喉肿痛明显，可以配服双黄连冲剂、清热解毒口服液。这些药具有较好的清热解毒作用。风热型感冒要和流行性感冒相鉴别。

生活调理

患风热感冒要多饮水，饮食宜清淡。多吃些新鲜蔬菜和水果，补充充足维生素，有利于疾病尽快痊愈。

暑湿感冒

暑湿感冒主要指因感受湿热之邪引起的感冒。

病因

暑湿感冒常在夏季出现，主要是因为夏季天气闷热，又处在潮湿的环境中，加上有些孩子喜欢纳凉、喝冷饮，暑邪和湿邪夹杂在一起会造成暑湿感冒。

症状

暑邪容易伤阴，所以暑湿感冒表现为口干、口渴，常出现津液不足的现象。还常表现为低热、午后发热、全身酸懒无力、关节不适、头晕、头沉、精神萎靡等，这都是暑热感冒的主要表现。

治疗

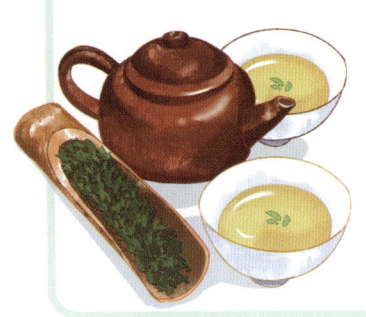

主要的治疗方法是以清暑、祛湿、解表为主，适当多吃一些具有祛暑化湿功效的食物，比如荷叶茶、荷叶粥、冬瓜汤、莲藕汤、白扁豆粥等。服用具有祛暑解表、化湿和中功效的中成药或中药汤剂辨证调理。

时邪感冒

时邪感冒也就是流行性感冒，简称流感。流行性感冒是由病毒感染造成的感冒，出现高烧、咳嗽、流鼻涕、头疼、腹泻等症状。流感发病比较急，症状比普通感冒重，容易出现反复。治疗流感最主要的方式是提高人体免疫能力，一般的流感病毒会在2~3周内被人体免疫系统消灭。

风寒感冒	风寒感冒颗粒	时邪感冒	连花清瘟胶囊
暑湿感冒	藿香正气水	风热感冒	风热感冒颗粒

感冒预防对策

1. 经常进行户外锻炼,呼吸新鲜空气,多晒太阳,增强体质。
2. 及时随着气候的变化增减衣物。
3. 避免与感冒病人近距离接触,感冒流行期间尽量少去公共场所,或者出门戴口罩。室内保持空气流通、新鲜。
4. 饮食宜清淡,忌食辛辣、冷饮、肥甘厚味。

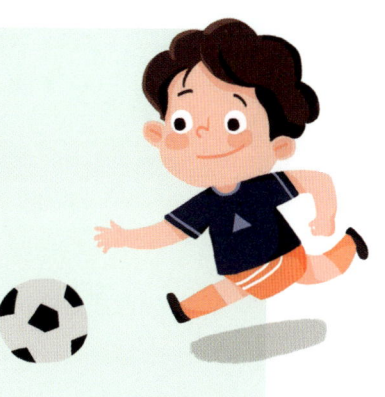

流感与感冒的区别

发病季节不同:流感常发生在冬季11月份到次年1月份之间;普通感冒一年四季都可能发生。

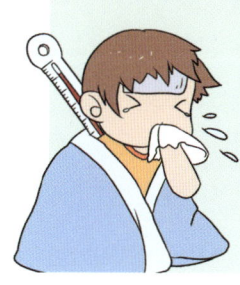

症状上不同:流感出现的全身症状比较重,早期明显的症状就是发烧,突然高烧,体温达到39℃,甚至超过40℃,且高烧不退,一般高热持续3~5天才恢复。普通感冒出现症状比较轻,如流涕、轻微咳嗽或者低热。

治疗不同:普通感冒主要是对症处理;流感是流感病毒引起的,要进行抗流感病毒治疗。

鲍大夫温馨叮嘱

感冒一年四季都可能会发生,以冬春季节及气候骤变时发病率较高,一般预后良好。如果病情迁延,极容易由表及里,发展为咳嗽、肺炎等相对症状较重的疾病。同时要关注重症流感,早期识别,避免合并其他脏器的损伤。

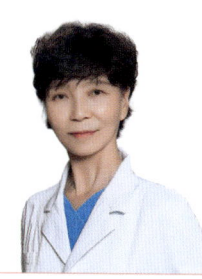

 ## 饮食建议

感冒时，孩子的肠胃功能变差。如果此时饮食上不注意，容易导致感冒病症出现加重的情况。因此，孩子患感冒后饮食要清淡有营养，注意补充水分。

少吃甜食和咸寒食物

甜食生痰，感冒后食用甜食，如蛋糕、点心等易导致喉咙发炎，生成更多的痰液，加重咳嗽和咳痰的现象。

咸的食物盐度高，容易引起病变部位血管收缩，加重鼻塞和咽喉肿痛。

寒凉类食物也应忌口，容易引发肠胃不适、加重病情。

夏季饮食要以清淡为主，多吃具有清热补肺、健脾益胃、祛暑化湿功效的食物。

对于外感风寒型感冒，常伴有头痛、鼻塞和流鼻涕等症状。有的孩子还会怕冷，家长可以给孩子煮糖姜茶，将生姜、红糖和红茶煮汤饮，不但可以暖身祛寒，还可以防治感冒。

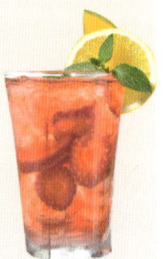

多喝温水

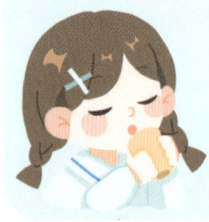

患感冒时，孩子的口腔、鼻腔以及呼吸道内都含有大量的感冒病菌。多喝水，通过增加尿液，可更快地把病毒、细菌从身体里清除出去。适量饮水是治疗感冒的一种最好的辅助手段。

摄入优质蛋白质

增加优质蛋白质的摄入，可以选择鸡蛋、牛奶、无糖豆浆等，增强机体对感冒病毒的抵抗力。

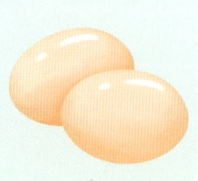

生姜红糖水

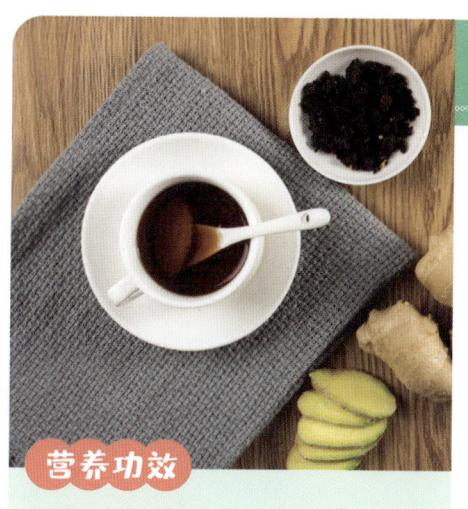

原料： 生姜20克，大蒜2瓣，红糖适量。

做法：

1. 生姜去皮、洗净，切成丝状，大蒜洗净后拍碎。

2. 锅中加入水，放入姜丝煮至水烧开，加入少许红糖，搅拌均匀后大火煮2分钟左右，再加入适量大蒜，大火煮3分钟即可。

营养功效

红糖具有健脾暖胃的作用。生姜能开胃止呕，发汗解表。此热饮可用于风寒感冒或寒痰咳嗽。

绿豆粥

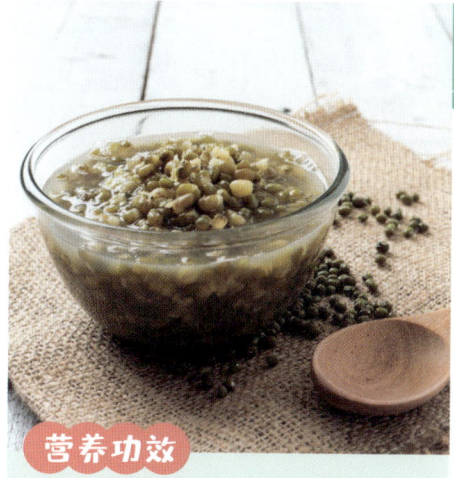

原料： 绿豆30克，大米50克。

做法：

1. 碗中放入绿豆、大米，加水至没过大米，淘洗浸泡2小时。

2. 锅中加入清水，倒入大米、绿豆。

3. 大火转小火，焖煮30分钟。打开锅盖煮至沸腾，撇去浮沫。出锅装碗即可。

营养功效

绿豆性寒味甘，有清热解毒、降火消暑的功效。

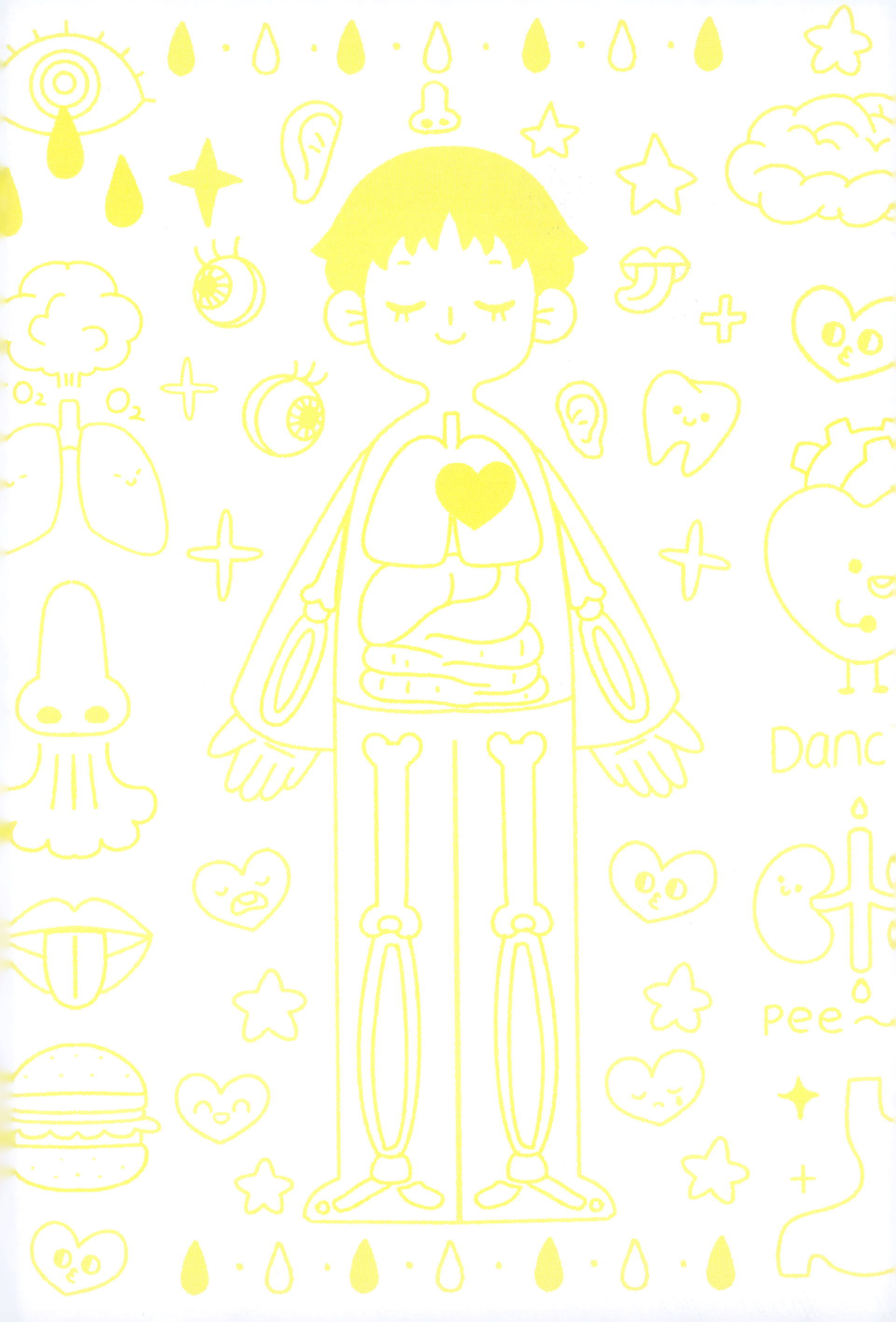

第七章

扁桃体炎

扁桃体具有防御和抵抗外界病菌侵入的作用,是人体正常的淋巴组织。儿童的扁桃体经常容易发炎,有些儿童扁桃体发炎的次数一年可达六七次之多。家长要了解扁桃体炎的基本知识,了解扁桃体炎预防和护理的方法,智慧应对孩子扁桃体炎。

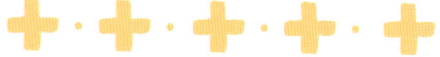

认识扁桃体

扁桃体是由淋巴组织聚合而成。婴幼儿的扁桃体会随着年龄逐渐发育长大，儿童时期可能出现生理性扁桃体肥大，4~10岁发育达高峰，14~15岁时逐渐退化。

扁桃体在哪

> 按其位置分别称为腭扁桃体、咽扁桃体和舌扁桃体。腭扁桃体有一对，位于舌腭弓与咽腭弓之间，卵圆形，表面为复层鳞状上皮所覆盖。

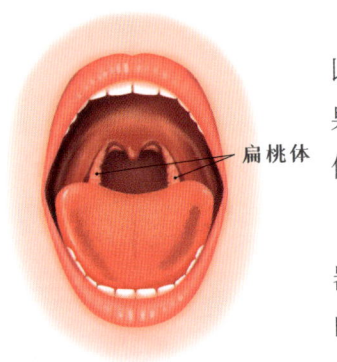

扁桃体分为腭扁桃体、舌扁桃体和咽扁桃体，其中以腭扁桃体最大，通常所说的扁桃体即指腭扁桃体。如果孩子张大嘴巴，在喉咙两侧可以看见两个椭圆形小物体，就是扁桃体了。

扁桃体是一对位于呼吸道和消化道交汇处的扁圆形器官，表面为复层鳞状上皮所覆盖，它是口咽部上皮下的淋巴组织团块，是经常接触抗原引起局部免疫的部位。口腔黏膜上皮向扁桃体内部陷入形成10~20个隐窝，称为扁桃体小窝。这个地方非常容易受病毒、细菌感染。

扁桃体的作用

> 扁桃体主要作用就是免疫功能。

扁桃体可以分泌少量黏液，黏液里面含有白细胞及吞噬细胞，它们可以过滤病菌并产生抗体，保护呼吸道和食道不受病菌侵入。如果口咽部有病毒或者细菌入侵，淋巴细胞和抗体能够发挥免疫作用，将病毒和细菌杀灭，避免出现咽喉部的感染。

如果扁桃体发炎，或者扁桃体丧失正常的免疫功能，人体的第一道防疫关口丧失了作用，就容易出现咽喉炎，反复发作扁桃体炎。因此扁桃体是呼吸道的防卫关口之一。

扁桃体炎的病因

扁桃体炎的原因有很多，一般是病原体积聚于扁桃体窝导致的，其中以细菌和病毒混合感染最为常见。此外，环境因素、其他器官的炎症累及扁桃体，以及当机体抵抗力降低时，都容易诱发此病。

感染因素

扁桃体炎一般是由病毒和细菌感染导致的，侵入身体导致扁桃体炎的病原微生物相当多，70%是病毒感染，如鼻病毒、冠状病毒、腺病毒、流行性感冒病毒、副流行性感冒病毒、肠病毒等。

其余少数是细菌性感染，如肺炎球菌、葡萄球菌、溶血性链球菌等。病毒感染后易继发细菌感染，产生较重的临床表现。

这些病毒或和细菌寄存在扁桃体的隐窝中。如果扁桃体的上皮表面没有受到破坏和富有免疫细胞的黏液腺不断分泌，可以将细菌从隐窝中排出，从而维持身体的健康。但是，只要扁桃体的上皮表面受损，就会导致细菌感染，从而引发扁桃体发炎。

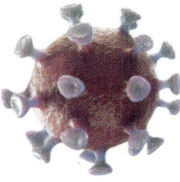

邻近器官的急性炎症

很多呼吸道感染都会引起扁桃体和咽喉淋巴腺体的红肿发炎，如急性咽炎、鼻炎、口底炎症等，若扁桃体炎特别严重，还会有化脓的现象。

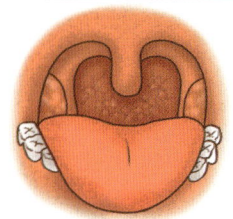

免疫因素

当身体抵抗力因为疲劳、寒冷、潮湿、体质虚弱、有害气体刺激等因素降低时，扁桃体的血液供应减少，腺体分泌功能降低，上皮的防御能力降低，病原体乘机侵入体内，同时大量繁殖，从而致病。

扁桃体炎的症状

扁桃体炎是很常见的,特别是感冒或者上火的时候,嗓子边鼓个大包,就是扁桃体发炎了。扁桃体炎分为急性扁桃体炎和慢性扁桃体炎。

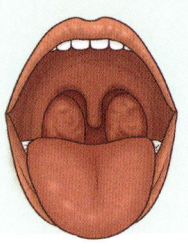

慢性扁桃体炎症状

> 慢性扁桃体炎一般都是因为急性扁桃体炎反复发作导致的扁桃体肿大,慢性充血。

慢性扁桃体炎一般不伴发热。由于扁桃体内细菌的繁殖生长及残留于扁桃体内的脓性栓塞物,常可致口臭。

肿大的扁桃体可使吞咽困难,说话含糊不清,呼吸不畅或睡眠时打鼾。小一点的孩子不会表达,可能会哭闹、不敢咽东西,流口水。扁桃体内的细菌、脓栓常随吞咽进入消化道,从而引起消化不良。如果细菌毒素进入体内,可有头痛、四肢乏力、容易疲劳或低热等表现。

急性扁桃体炎症状

> 患扁桃体炎后,孩子最明显的症状是高烧。

孩子体温往往达到39℃,甚至40℃,同时伴随嗓子疼痒,主要是疼。孩子不敢咽东西,如果疼痛强烈可波及耳部。医生检查的时候,可以看到咽部充血红肿,用压舌板压住舌头,能够看到咽部两个扁桃体红肿,这是急性扁桃体炎的典型表现。

> 有的孩子扁桃体发炎后,可能会出现化脓。

在扁桃体正面、侧面或者后方,有大小不等的脓点儿或者脓栓,颜色呈黄白色,这被称为化脓性扁桃体炎。扁桃体化脓后,孩子的症状会更重一些,高烧的时间延长,咽喉肿痛的症状也会持续时间更长一些。家长要留意观察,及时到医院检查治疗。

扁桃体肿大、化脓

扁桃体为咽部集结的淋巴组织。一般所称的"扁桃体"为腭扁桃体，是咽部集结的淋巴组织中最大的一个。

扁桃体肿大有的会伴随扁桃体化脓。细菌病毒在此大量繁殖，发炎的扁桃体充血、肿胀、化脓。扁桃体的陷窝上出现许多小脓栓，严重的会布满脓苔。通常化脓性扁桃体炎比急性扁桃体炎更严重。

扁桃体肿大程度

扁桃体Ⅰ度肿大：超过舌腭弓但是不超过咽腭弓，这是扁桃体Ⅰ度肿大的划分，扁桃体Ⅰ度肿大基本上不影响正常生活。

扁桃体Ⅱ度肿大：扁桃体Ⅱ度肿大就是超过咽腭弓但是没有到达咽后壁中线的位置。

扁桃体Ⅲ度肿大：扁桃体肿大到咽后壁中线的位置，甚至有些已经超过咽后壁中线的位置，Ⅲ度肿大会影响到睡眠，导致轻度呼吸困难。

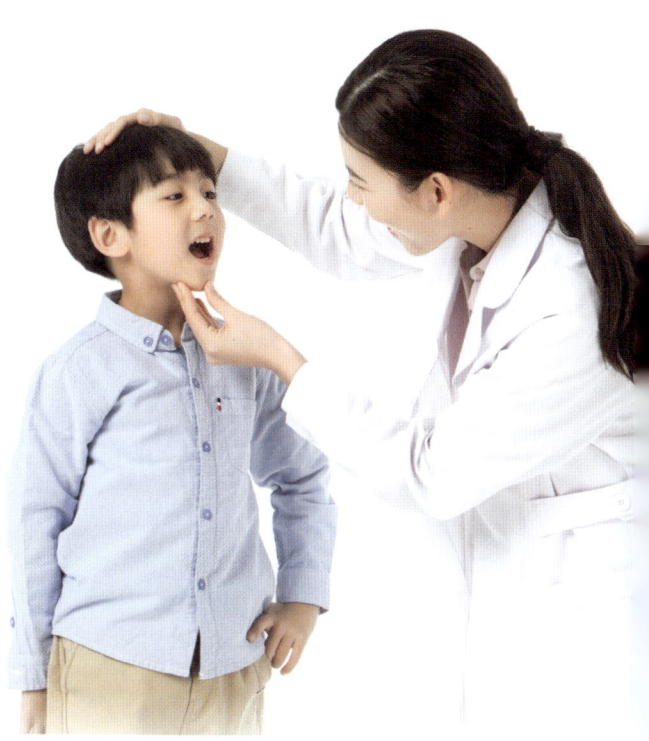

鲍大夫温馨叮嘱

扁桃体炎是上呼吸道感染中常见的疾病，其症状及体征在咽部表现比较集中。扁桃体炎多是由于细菌及分泌物积存于扁桃体窝导致的，孩子出现突然高热、颈部淋巴结肿大、吞咽困难等，需要及时就医，接受抗生素等相关治疗。

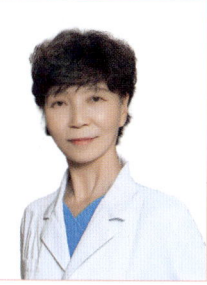

如何预防扁桃体炎

夏天炎热,孩子容易伤热;冬季天冷,孩子容易伤寒,紧接着又会转化为热。风寒、风热都容易诱发儿童扁桃体炎,家长应掌握一些防治方法。

提高身体免疫力

预防扁桃体炎重在增强身体的抵抗力。大多数的急性扁桃体炎都是在身体免疫力低下的情况下发病,所以预防急性扁桃体炎最重要的就是提高自身免疫力。身体比较弱、抵抗力差的孩子,应鼓励他多参加锻炼。在感冒流行的季节或者发现孩子嗓子不舒服、轻微咳嗽时,可以提前给孩子用一些预防的药。

注意日常卫生

扁桃体是呼吸道的门户,口鼻的细菌、病毒最先侵犯它,所以要做好孩子的卫生工作,每天早晚刷牙,饭后清水漱口,避免食物残渣留存在口腔中。孩子到家后要先清洗双手,便后也要洗手,如果孩子有抠嘴的坏习惯,要尽量改正。

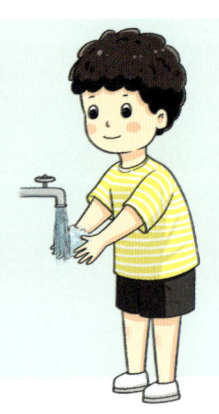

营养摄入要全面

孩子不挑食,体内才会呈现动态平衡的健康状态。多吃一些含维生素丰富的水果,可以预防扁桃体炎。

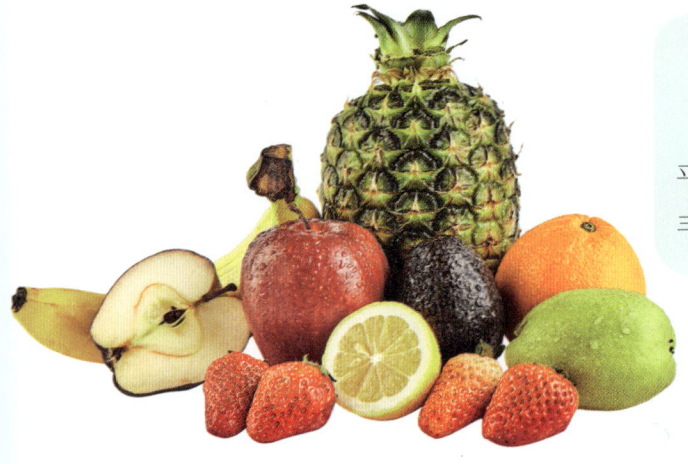

扁桃体反复发炎

扁桃体炎主要发生在3岁以上的学龄前儿童身上。小于2岁的儿童一般不会发生扁桃体炎，因为2岁以下儿童的扁桃体还没有完全发育成熟，对外界的病原微生物反应不强烈。

扁桃体反复发炎的原因

免疫力低下

一般在季节变换，空气污浊或者是寒冷的冬季，孩子容易受温度、潮湿、劳累、感冒等原因，造成免疫力下降，这个时候身体的扁桃体很容易就被致病菌"盯上"了，若有病菌入侵，就会出现增生肿大的现象。

扁桃体作为呼吸道及消化道的"门户"，当细菌病毒来临时，扁桃体首当其冲。当身体的抵抗力下降，一有感冒、发烧、上呼吸道感染等疾病，就极容易引起扁桃体炎。

治疗不彻底

有的孩子先天扁桃体偏大，一旦发烧、感冒，炎症容易牵连扁桃体，开始可能只有一点红肿，或者轻微地嗓子疼，但是长时间迁延不愈，这一部分孩子相对多一些。

这部分孩子可能在某一次或者两次扁桃体发炎以后进行了治疗，但是治疗得不够彻底，没有根除病菌，留下了慢性病灶。比如，明确的化脓性扁桃体炎，医生一般会给到7~10天口服抗生素治疗。有的家长觉得，孩子吃药3天左右，烧退了，嗓子也不疼了，一旦病好了，就提前给孩子停了药。但是，这个时候虽然症状好转了，病菌并没有完全杀灭，而是潜伏了下来。一旦免疫力下降，着凉感冒后，扁桃体炎症又会再次发作，这样就形成了一个慢性病灶，造成反复感染扁桃体炎。

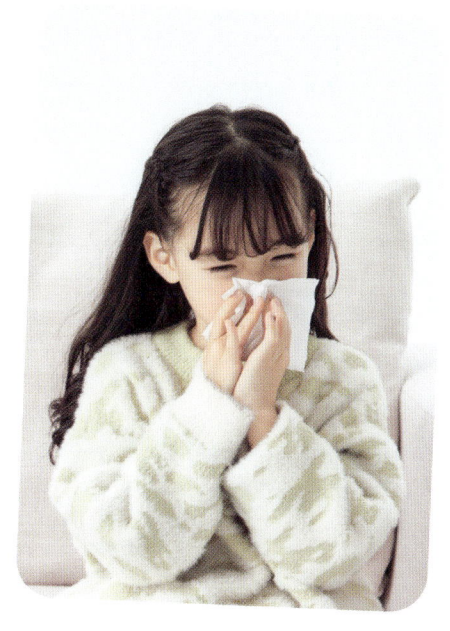

扁桃体炎对孩子的危害

急、慢性扁桃体炎都可以引起多种并发症,危害孩子的健康。家长了解扁桃体发炎的危害,便于减少孩子扁桃体发炎的不良影响。

影响睡眠、呼吸

孩子扁桃体过度肥大,两个扁桃体肿大到一起了,堵住一部分气道,就会影响到孩子正常呼吸,导致呼吸不畅。在孩子入睡后,肌肉处于松弛状态,呼吸进一步受阻,表现为张口呼吸、夜里打鼾、睡眠不安,严重影响了孩子的学习和生活。病情严重时还可能会导致呼吸困难。

炎症蔓延和并发症

患有扁桃体炎的孩子要及时有效地治疗以及护理。如果孩子的抵抗力不足以战胜病原体,炎症就会向周围组织扩散,并可经血液播散至其他器官,使之发生炎症,在这种情况下将会诱发多种并发症。如果炎症向周围扩散,最容易出现扁桃体周围脓肿等症状。

除此之外,炎症还有可能向上蔓延,导致急性中耳炎、鼻炎鼻窦炎等症状。如果炎症向下蔓延,则有可能出现急性喉炎、支气管炎、肺炎等症状。这些并发症对孩子健康十分不利。

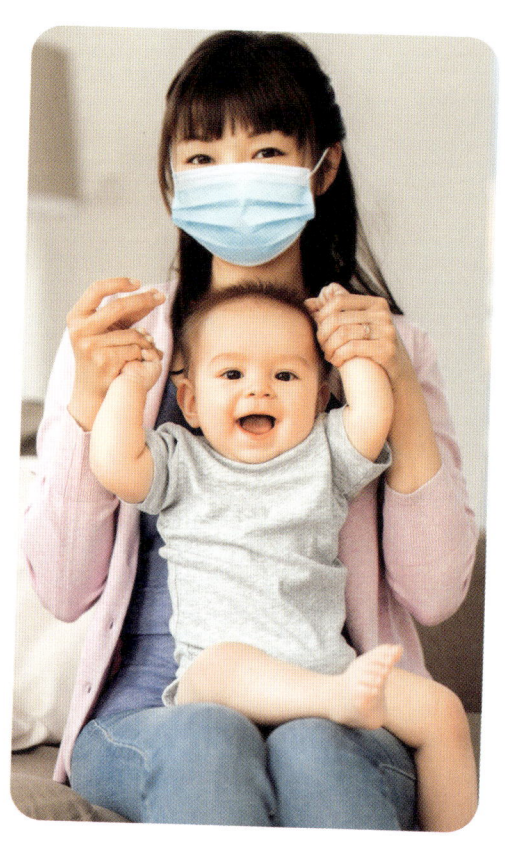

身材瘦小

扁桃体肿大会影响孩子进食,表现为进食缓慢,孩子身体瘦小。经常性的扁桃体发炎对儿童的生长发育危害非常大。通常情况下,儿童会有生理性的扁桃体肥大,如果并没有出现不适症状,家长不需要过分担心。但如果反复发炎,父母就要注意了,必须及时治疗。

扁桃体炎的治疗

单纯的扁桃体炎，只要注意进食清淡，不要吃刺激性食物，经常喝水，以及用温淡盐水漱口等即可痊愈。而化脓性的扁桃体炎，还要联合抗感染的药物治疗。

急性扁桃体发炎

急性扁桃体炎多是由细菌感染引起的，一般选用抗生素来治疗，如青霉素、头孢菌素类。青霉素对大多数细菌来讲，仍然是首选药物。一些孩子会对青霉素类抗生素有过敏反应，所以在进行治疗之前应该先进行皮试。如果过敏，也可以使用头孢类抗生素，比如头孢克洛、头孢拉啶和头孢呋肟等，这些药物不用做皮试，并且过敏症状较少，但是需要在医生的指导下进行治疗。

如果细菌已发生了变异，必须采用更强效的抗生素。每次炎症发作时，要用有效抗生素治疗一周以上，在治疗的时候，家长一定要遵医嘱，足疗程使用抗生素。如果孩子反复出现扁桃体炎，也可以使用一些增加免疫力的口服药物，这一类药物有多种，要在医生指导下服用。如果扁桃体炎不是由细菌引起的，应避免使用抗生素。

手术治疗

如果孩子扁桃体炎反复发作，一年发炎五六次，甚至更多，最好到耳鼻喉科，由医生评估，考虑是否需要手术摘除扁桃体。

扁桃体的免疫作用在整个免疫系统起作用的效果甚微。如果扁桃体没有发炎，它的免疫功效能起到一定的作用。如果扁桃体反复发炎，就会形成病灶，由它导致的炎症蔓延和并发症的危害，已经远大于它所带来的好处了。但如果是4岁之前的孩子，建议尽量不切除扁桃体。

手术治疗需满足下列条件之一

1. 慢性扁桃体炎反复急性发作的，一年发作超过3次或者以上。
2. 扁桃体过度肿大，严重影响到呼吸、吞咽、发声，或者引起睡眠打鼾。
3. 扁桃体炎引起扁桃体周围脓肿或咽旁间隙感染。
4. 扁桃体炎导致的长期低热。
5. 扁桃体炎导致其他器官感染发炎，如肾炎、风湿热等。

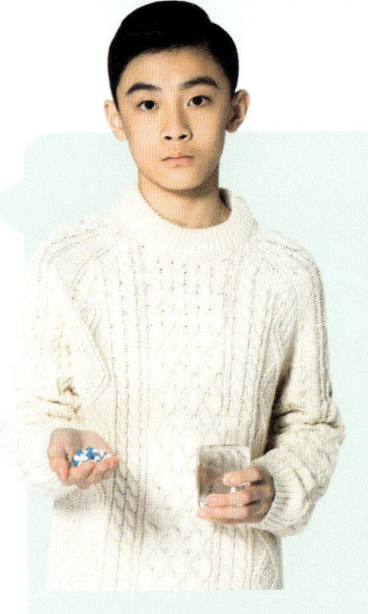

慢性扁桃体炎

慢性扁桃体炎大多是由于扁桃体炎在急性期间没有彻底治愈，反复发作所致。慢性扁桃体发炎可以采用含漱法，取适量的金银花和生甘草，在煎煮过后，把药水含在嘴里，用来漱口，每天数次，即可达到好的效果。或者是含服西瓜霜、草珊瑚含片等具有清热解毒、利咽消肿的药物，对慢性的扁桃体炎都有一定的缓解作用。在饭前、饭后、睡前进行淡盐水漱口，反复漱口，持续5分钟即可。

慢性扁桃体炎药物治疗可以选用疏风散热的中成药，如舒宁颗粒、蒲公英颗粒、金银花颗粒等。扁桃体炎多是由于喉咙受到风邪入侵所致，可以用金银花、菊花、车前子、柴胡等药材泡水喝，以缓解初期症状。也可以同时服用维生素C含片，每次1片。如果体质比较差，慢性扁桃体炎迁延不愈，应该咨询相关医生，不可盲目治疗，尤其不可滥用抗生素。

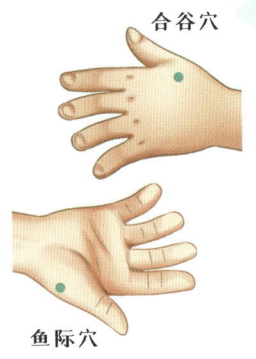

按摩疗法

合谷穴可以治疗咽喉肿痛。合谷穴位于拇指和食指之间的一个穴位，对于治疗退烧有非常大的帮助。按摩时稍微用力，一天按摩五六次，不用特意去按摩，在闲暇的时间即可。

鱼际穴可以清热泻火，对咽喉肿痛、扁桃体炎有改善效果。它位于拇指的第一个掌关节凹陷处。利用拇指轻轻在穴位部位按揉1~2分钟，以感到酸胀即可。

按摩疗法可用于6岁以上儿童的辅助治疗。

扁桃体炎护理

急性化脓性扁桃体炎多为细菌感染所致,病情相对较重,治疗不及时还可能出现扁桃体周围脓肿等。如果孩子出现扁桃体炎,家长需采取一些护理措施。

家庭护理

漱口

扁桃体已经发炎的孩子,最有效、最常见的护理方法是用温盐水漱口,温水可以舒缓嗓子疼,盐可以帮助杀死病毒和细菌。注意盐不要放得太多,微微感到咸味就可以了。也可以购买专门针对慢性扁桃体炎的漱口液。

如果是为了预防扁桃体炎,也可以用清水漱口,早上一次、晚上一次,或者是每次进食后漱口,尽量不要让食物残渣长时间留在嘴里。

退热

发病时应卧床休息。在孩子体温没有达到高烧的情况下,尽量采取物理降温,如少量多次喝水,促进排尿和体内毒素排出,或者用温湿毛巾擦拭孩子的头、腋下、四肢或洗个温水澡,多擦洗皮肤,促进散热等。

如果温度达到高烧,可以适当用药物降温,密切关注孩子的体温变化。一般扁桃体发炎,随着药物发挥作用,炎症逐渐消退之后,烧也就退了,家长不必太过担心。

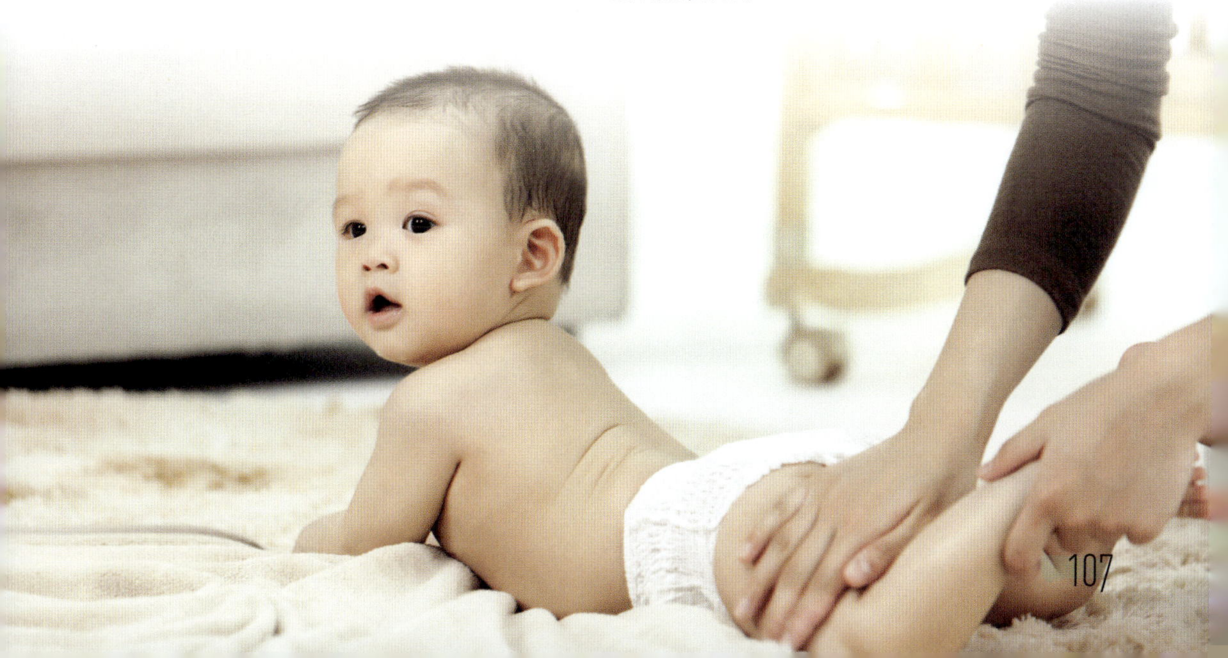

饮食护理

饮食上，孩子因为嗓子比较疼，可能吃不了一些硬的东西，可以给孩子吃一些流食，比如稀饭、面汤、牛奶等。嗓子疼得比较严重的孩子，可以适当给一些偏凉的液体，如冰一点的水，凉的东西可以暂时缓解嗓子的疼痛感。另外，辛辣、刺激、油炸、膨化食品一定不能吃，鼓励孩子少量、多次喝水。

饮食要多样化，不吃或少吃太甜的食物。多吃水果蔬菜，有利于补充身体所需维生素；少吃快餐，营养要均衡，多吃清淡食物。多吃解毒利咽的食物，比如青橄榄、白萝卜等，可避免或缓解扁桃体化脓。此外，为预防疾病的反复发作，应注意锻炼身体，增强体质。

家里的环境

在晴朗和煦的天气里，应该经常开窗通风，保持室内空气新鲜，减少再次感染的可能。避免在室内抽烟，减少对孩子的咽部刺激。太干燥的环境也会诱发扁桃体炎，尤其是冬季，可以在家里放加湿器。留意天气变化，做好加减衣物的工作，防止感冒等呼吸道感染疾病上身，加重扁桃体化脓程度。

滋润扁桃体

准备一杯刚刚烧开的热水，不要饮用，而是把鼻子贴近杯口，停留几分钟，然后吸气，这样可以让热气通过鼻腔到达扁桃体。这种方法不仅有利于治疗鼻炎，同时也可以使扁桃体得到滋润。热气会让整个扁桃体感到舒服，从而有利于炎症的消除。

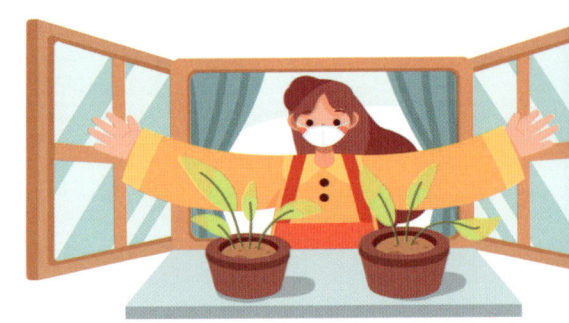

鲍大夫温馨叮嘱

急性扁桃体炎患者常常会有发热、头疼、咽痛等症状，长期不治疗或治疗不彻底会造成扁桃体炎反复发作或出现多种并发症，影响孩子的正常生长发育。及时正确地治疗扁桃体炎，了解扁桃体炎的家庭护理要点，对于早日治愈扁桃体炎起着非常关键的作用。

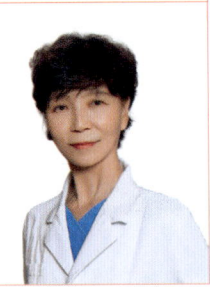

扁桃体炎术后护理

大部分扁桃体炎是不需要手术的，通过药物即可治愈。但如果是反复性发作的扁桃体炎，手术就是一种较为高效的治疗方式。手术后的护理要注意以下几点。

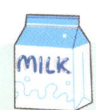

饮食注意

扁桃体炎手术后的 6 小时内，可以吃一些冷的流食，如牛奶、豆浆、营养汤、冲调藕粉等。如果伤口恢复良好，病情稳定，可以吃一些半流食，如稀饭、烂面条等。在一周后，可以吃软饭、馒头，但切忌吃有鱼刺、肉骨的鱼肉食品，以免在咀嚼吞咽过程中损伤扁桃体伤口，引起出血。

缓解疼痛

扁桃体手术后会感受到不同程度的疼痛。为帮助止痛，可以适当地采用冷敷法。

手术后的 24 小时内，由于伤口还未完全愈合，偶尔会渗出一些血液在口中，这是正常现象。如果发现口中有小血块吐出，可以用冰块、冰袋或浸有冰水、冷水的毛巾敷在前额部和头颈两侧。

口腔清洁

手术后 1~2 天，每日漱口 2~3 次，保持口腔清洁，预防伤口感染。手术结束当天可以不刷牙，不漱口，避免牵拉伤口。

躺卧姿势

手术后身体取半俯卧位，头偏向一侧，有利于伤口渗血、渗液流出。口腔内有分泌物、血液时，要轻轻吐出，不要顺势咽下。

关注体温

手术后可能会出现不同程度的发热现象，正常情况下体温不会超过 38℃。如果体温超过 38℃，应注意伤口是否出现继发感染，然后再考虑采取适当的降温措施。

避免大声说话

人体呼吸道系统的关联性较强，术后大声说话有可能会导致扁桃体伤口撕裂，影响术后恢复。因此在做完扁桃体手术后，最好 3 天之内轻声讲话。

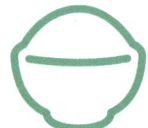 ## 饮食建议

扁桃体出现炎症的时候,可以选用饮食的方法进行调理,能起到辅助治疗的效果。日常生活中一些水果具有润肺止咳、祛痰滋阴的功效,适当食用有助于缓解扁桃体炎症的一些症状。

扁桃体炎适合吃的水果

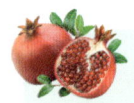

石榴

石榴煎汁对治疗扁桃体发炎具有很好的功效。可以将一个石榴切成适当大小,和400克的水一起煮,等到沸腾后再煮30分钟左右,其煎汁可饮用,也可漱口用,能有效缓解扁桃体发炎带来的不适。

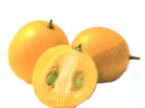

金橘

金橘具有增强机体抵抗力的作用,可有效预防感冒。金橘皮中含有大量的营养物质,尤其以维生素C及钙的含量最为丰富,可有效消除喉咙发炎,缓解孩子不适症状,还能够有效促进扁桃体黏膜的修复。金橘具有生津作用,能缓解口渴、口干舌燥等症状,而且有开胃作用,可增强食欲。

 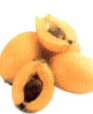

枇杷

枇杷性平、味甘酸,可以润肺止咳、去痰,可用于各种咳嗽、咯痰等的辅助食疗。枇杷的果肉具有很好的润肺利尿,清热健脾的功效,经常食用对肝脏有着很好的养护功效。枇杷果肉中含有抑制流感病毒的成分,可以预防四季感冒,有利于改善体质、增强免疫力。

梨

梨性凉,有生津止渴、润肺止咳的功效。多吃梨可以滋阴降火,特别是在天气比较干燥的季节,可以去除体内的火气,也能给身体补充水分。梨与川贝母粉蒸食,可治疗久咳不止。

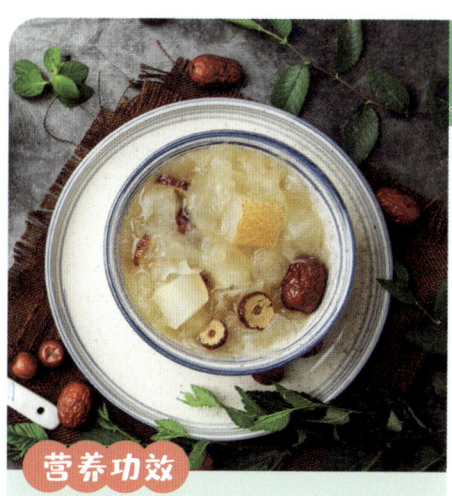

冰糖银耳雪梨羹

原料： 雪梨1个，银耳2朵，冰糖适量。

做法：

1. 银耳用冷水泡软，洗净，去硬蒂，撕小块；雪梨去皮，切成小块。

2. 把银耳、冰糖加水放入锅中，大火煮开后转小火炖30分钟，至银耳软化浓稠即可。

3. 将雪梨块放入银耳雪梨中，继续小火煮20分钟即可。

营养功效

银耳中的有效成分酸性多糖类物质，能增强人体的免疫力，调动淋巴细胞，加强白细胞的吞噬能力。

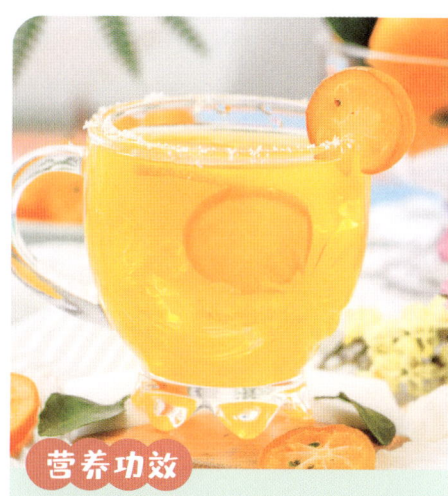

金橘冰糖水

原料： 金橘500克，冰糖20克，盐适量。

做法：

1. 用盐将金橘搓一下，放入水中，把盐洗掉，捞出；在金橘顶部和尾部各切一个小十字。

2. 锅中放入清水，倒入冰糖，大火烧开。

3. 冰糖溶化后放入金橘，大火烧开后转最小火慢熬40分钟即可。

营养功效

金橘能够为机体补充丰富的维生素C，生津润肺，缓解咳嗽、咳痰等症状。

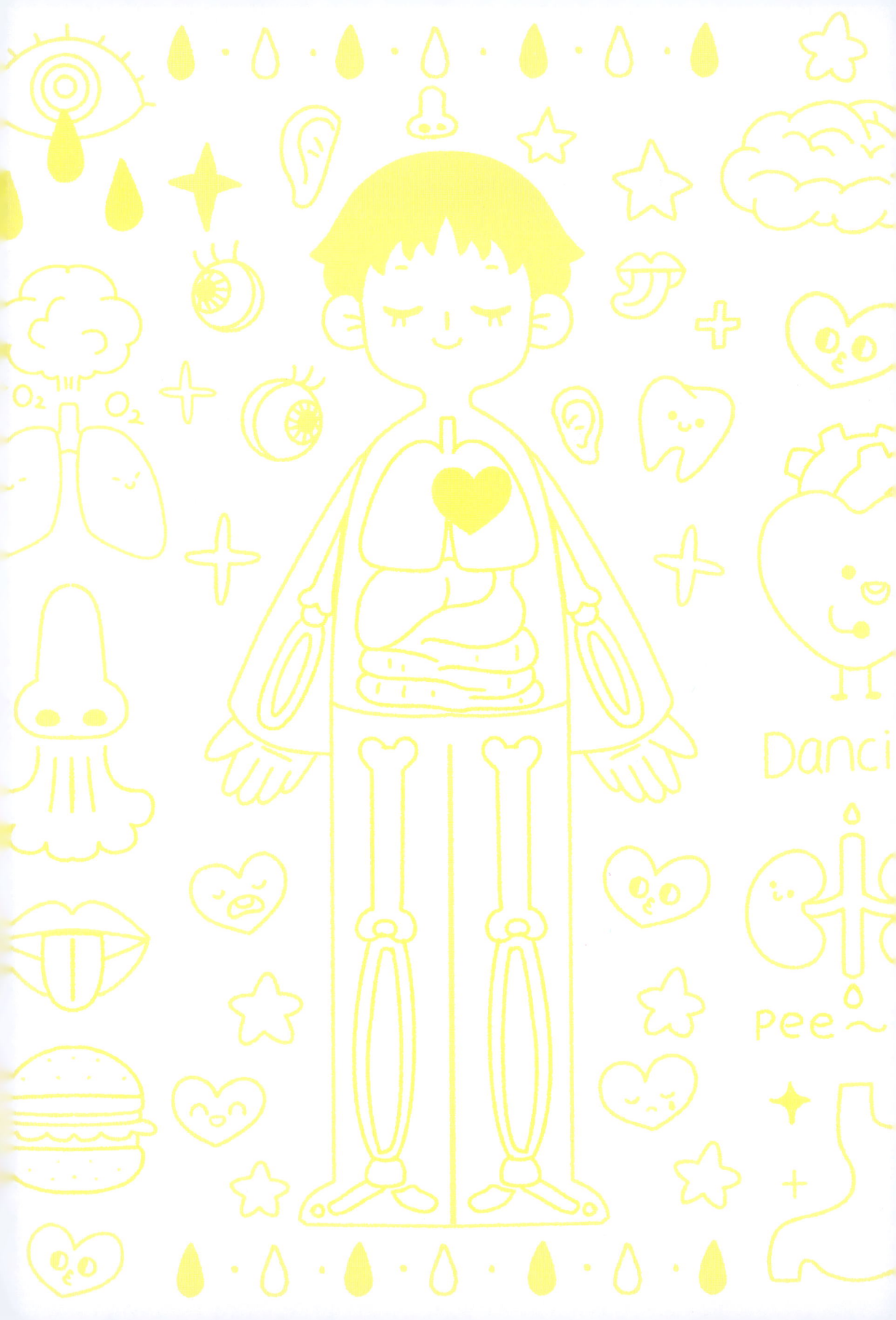

第八章

喉炎

喉炎指喉黏膜弥漫性炎症,以喉头水肿犬吠样咳嗽、声音嘶哑、呼吸喉鸣、吸气性困难为主要特征。一般常发于冬春季节,且多见于婴幼儿。因为儿童咽喉部不同于成人,发炎时容易充血、水肿而出现喉梗阻。喉梗阻严重时会危及生命,家长不可掉以轻心。

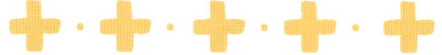

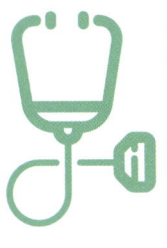

急性喉炎

急性喉炎是一种常见呼吸道急性感染性疾病之一。0~3岁婴幼儿得这种病相对多一些，容易在春季、冬季出现，常继发于上呼吸道感染。病情发展较迅速，易引起喉头水肿，造成喉梗阻。

急性喉炎病因

感染因素：儿童急性喉炎多由病毒感染引起，如流感病毒、副流感病毒及腺病毒等；也可为某些传染病症状或并发症，如白喉、麻疹；细菌也可引起急性喉炎。

物理因素：大声喊叫、过度用嗓、剧烈咳嗽等可引起急性喉炎。此外冷空气、热空气的刺激也会引起的喉炎。

化学因素：有害的气体，包括氯气、氨气等，以及过多的粉尘吸入都会对喉部造成损伤。

急性喉炎症状

犬吠样咳嗽

儿童喉部结构与成人有所差异。孩子患了急性喉炎，起病急，比较典型的症状是嗓子哑，轻者音调变低、变粗，重者发声嘶哑，说不出话来，发出"空空"的咳嗽声，医学上形容叫"犬吠样咳嗽"，往往晚上睡觉的时候会更严重一些。这种特殊的咳嗽声和普通感冒的咳嗽相比，比较好区分。如果治疗不及时，孩子可能出现喘息，面色发绀，呼吸困难等。

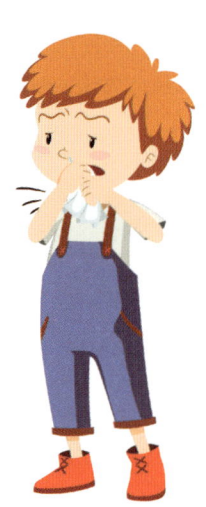

全身症状

会有发热、畏寒、疲倦、食欲不振等全身症状。重症患儿表现出精神萎靡、脸色发青、呼吸困难。

喉镜检查可见喉黏膜成双侧对称性、弥漫性充血肿胀改变，甚至出现浅表性小溃疡，黏膜下小瘀斑等。

咽炎和喉炎的区别

咽部由口咽部、鼻咽部及喉咽部三部分组成，喉和咽更是两个邻近的器官，临床上经常不分彼此一起生病。但咽炎和咽喉炎还是有一定区别的。

症状不同

咽炎主要是咽痛，咽部有充血肿胀的症状，有的孩子可能出现低烧的现象。咽炎分为两种，一种是急性的，另一种是慢性的。当孩子吞咽东西的时候，会感觉咽部有异物感，喉咙干痒。慢性咽炎会表现为清嗓子样咳嗽。

喉炎会有声音上的改变，也就是"犬吠样咳嗽"。急性喉炎的发生常常在夜间。孩子早晨起床后嗓子突然变哑，甚至不发声。大一些的孩子会表达自己嗓子干，嗓子处好像被什么东西"卡"住了，感觉上不来气；小一点的孩子就是哭，哭声沙哑，而且越是哭闹，嗓子哑得越厉害。喉炎严重的时候，还可能呼吸困难、喘憋窒息。

病因不同

咽炎一般由病毒、细菌感染引起，经常发生在冬季，因寒冷可以使咽部的黏膜出现收缩的状态，从而使身体的抵抗力下降。干燥的环境使咽部黏液分泌和纤毛蠕动出现严重障碍，微生物不断侵入，引起咽部的肿胀，造成炎症的发生。

喉炎除了由病毒、细菌感染引起外，吸入有毒气体，吸入空气的温度、湿度骤然变化，孩子大声喊叫等，都可能导致急性喉炎。

治疗不同

咽炎的治疗方式以清热利咽的中药治疗为主，饮食清淡，多喝水，注意休息。喉炎治疗方式主要以糖皮质激素雾化吸入为主，保持镇静，减少用嗓发音等。

普遍是青霉素等抗生素类药物吸入式治疗、药物治疗等。

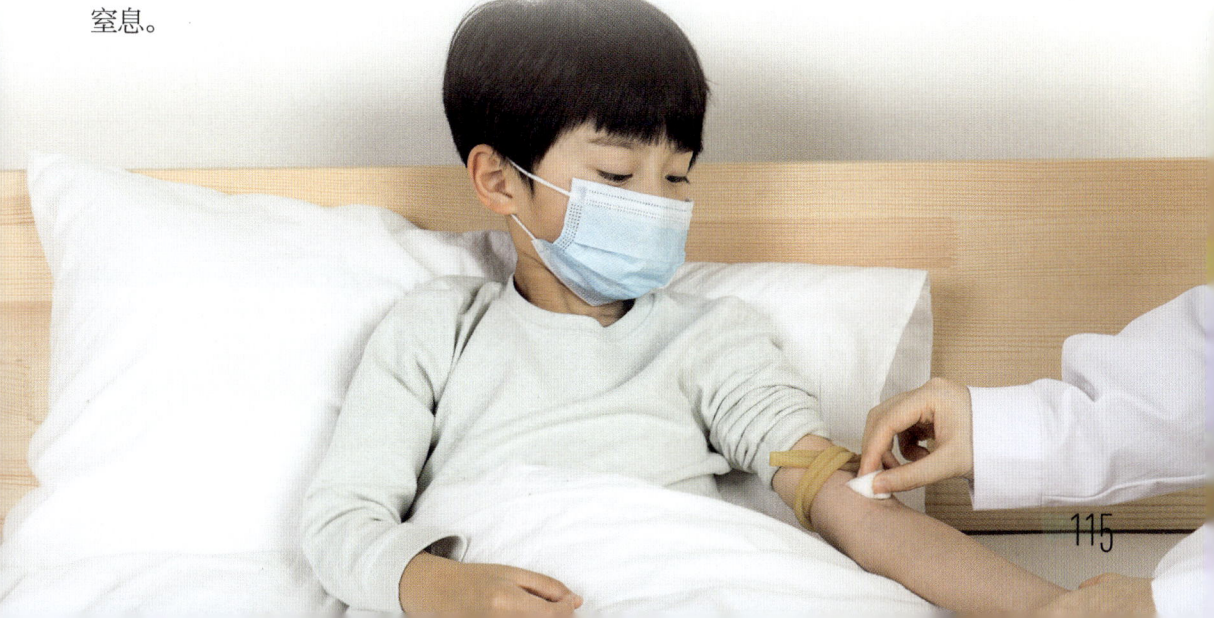

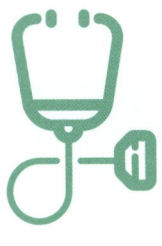

喉梗阻

喉梗阻是喉部或邻近器官发生病变,使喉部气道变窄以致发生呼吸困难的一组症候群,并不属于独立的疾病。急性喉炎是导致喉梗阻的一个重要原因。

引起喉梗阻的原因

1 婴幼儿本身喉腔就狭小,软骨软弱,组织疏松。受喉炎影响,容易引起喉部和周围组织水肿,造成呼吸道堵塞、变窄,从而导致喉梗阻。再加上孩子本身咳嗽反射能力就差,气管和喉部分泌物不太容易通过咳嗽排出,又会加重喉梗阻。一般5岁以下的孩子更容易出现喉梗阻。

2 邻近器官的病变使喉部气道变窄以致发生喉梗阻,如急性会厌炎、小儿急性喉炎等。

3 喉部异物,特别是较大的嵌顿性异物,如孩子不小心误吞了塑料瓶盖、大的中药丸等,不仅会引发喉机械性梗阻,还会引起喉痉挛、黏膜肿胀。

4 喉外伤,如喉部挫伤、撞伤、烧伤、喉气管插管性损伤、内镜检查损伤等都容易引发喉梗阻。

5 一些过敏反应,如青霉素过敏、阿司匹林过敏、对鱼虾类等食物过敏,引起急性喉部水肿,导致喉梗阻。

6 喉部的良性肿瘤或息肉较大时会阻塞喉腔,引起喉梗阻。

喉梗阻分度	表现
Ⅰ度喉梗阻	孩子在安静的时候没有明显呼吸困难,仅在活动后出现轻微呼吸困难或者出现喘鸣的声音。孩子呼吸的时候胸廓有凹陷,这就说明有呼吸困难了
Ⅱ度喉梗阻	孩子安静的时候已经出现轻微的呼吸困难,活动的时候更加严重,但是心率、脉搏基本正常
Ⅲ度喉梗阻	这时候孩子会出现缺氧症状,烦躁不安,口唇及指(趾)发绀、头面部出汗,肺部呼吸音明显降低,心率较快
Ⅳ度喉梗阻	孩子出现严重的呼吸困难,坐卧不安,面色发白,出冷汗,有点意识丧失,甚至陷入昏迷状态,可能还会大小便失禁,需要及时进行抢救

喉梗阻治疗

喉梗阻治疗主要是尽快帮助解决孩子呼吸困难，保证呼吸畅通，脱离缺氧状态。治疗方法要根据病因、呼吸困难程度等因素全面考虑，采用药物或手术治疗。

> 一般来说，Ⅰ度、Ⅱ度的喉梗阻还相对安全，到了Ⅲ度、Ⅳ度就比较危险了。所以，为了避免出现喉梗阻，家长一旦听到孩子咳嗽声音是"空空"的，要及时到医院就医。

喉梗阻Ⅰ度、Ⅱ度呼吸困难治疗

到了医院，一般医生先会评估孩子喉炎喉梗阻的程度，急性喉炎治疗的关键是尽快解除喉梗阻，让孩子顺畅呼吸。如果喉梗阻还不算严重，没有发展到Ⅲ度、Ⅳ度程度，医生一般会让孩子雾化吸入糖皮质激素，使药物直接接触喉部表面黏膜，迅速发挥药效，促进喉部水肿消退。大多数孩子通过雾化吸入都可以缓解喉梗阻。

喉梗阻Ⅲ度、Ⅳ度呼吸困难治疗

有少数孩子到达医院时，可能已经出现面色发青、烦躁不安或者呼吸非常困难了，达到了喉梗阻Ⅲ度，甚至Ⅳ度，喉头水肿严重，喉部可能已经完全闭锁，雾化吸入的效果不佳。

这个时候，医生出于急救，会选择气管插管或者气管切开，先保证孩子呼吸顺畅。同时，还会使用静脉注射激素，及时缓解喉头水肿。这一系列急救措施都是为了避免孩子窒息，或者大脑缺氧，出现后遗症。呼吸困难缓解后，再进一步查找病因，进行病因治疗。

急性喉炎紧急处理

儿童急性喉炎比较危险，出现相关症状要及时就医治疗，避免发生喉梗阻和呼吸困难。

急性喉炎治疗方法

> 儿童急性喉炎是临床比较常见的一种急症，常表现为喘气、吸气性呼吸困难、声音嘶哑、犬吠样的咳嗽，甚至会出现喉梗阻。这时孩子会有一定的危险，要及时采取紧急措施。

一般治疗：保持声带休息，尽量少讲话或不发声。保持呼吸道畅通，防止缺氧加重，可以适当吸氧。足量饮水，利用加湿器或热水蒸气，以保持喉部湿润。

糖皮质激素治疗：糖皮质激素为首选治疗药物，它具有抗炎和抑制变态反应等作用，能及时减轻喉部水肿，缓解喉梗阻。大部分孩子通过雾化吸入糖皮质激素可以收到良好效果。治疗过程中尽量使孩子保持安静，避免哭闹。喉梗阻严重者可静脉滴注糖皮质。

控制感染：病毒感染者选用抗病毒的药物；如果是细菌感染，一般会给予抗菌药物，如青霉素、头孢菌素。

对症处理：儿童患急性喉炎后，如果出现高热，则需要退热。有发绀、呼吸困难者则需要吸氧；烦躁不安者要及时镇静；痰多者可选用祛痰剂。

气管切开：病情严重的儿童经过上述紧急处理后短期内症状仍不能缓解，或者有Ⅲ度以上喉梗阻者，并进展到危及生命时，医生一般会采取措施将儿童气管切开，予以机械通气。

必要的药物准备

有些孩子非常容易反复发作急性喉炎。每次感冒，或者着凉、受热，炎症习惯性发展到咽喉部。这一类的孩子，家里要常备雾化机器，准备一些常用雾化药物，当孩子喉炎发作时，可以及时给孩子做雾化，症状会得到一定的缓解。药物储备在医生的指导下购买，不能随便服用镇咳药，有些镇咳药可引起排痰困难，从而加重呼吸道阻塞。

此外，有鼻炎、咽炎的孩子，在感冒流行的季节，或者发现孩子嗓子不舒服、轻微咳嗽时，可以提前给孩子预防用药，能够在一定程度上预防喉炎的发生。

生活细节多注意

为了预防孩子急性喉炎的发生，在深秋时节，家长应注意孩子的防寒保暖，让孩子多到户外活动，以增强体质，提高抗病能力。生活要有规律，饮食有节，起居有常。季节变换的时候记得及时给孩子增减衣服，避免受凉、受热，平时少带孩子到人多、空气质量差的地方。天气好的时候，加强户外活动，晒晒太阳，加强锻炼，增强抵抗力。

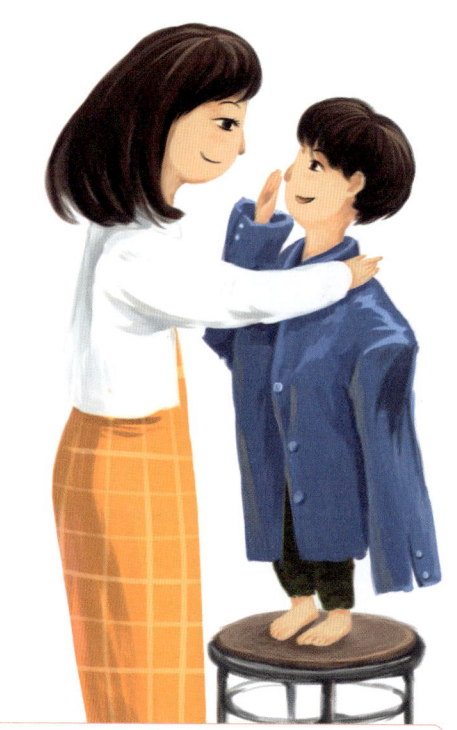

鲍大夫温馨叮嘱

预防急性喉炎应注意以下几点：

积极预防和治疗上呼吸道感染疾病。

少到人多聚集的地方。避免尘埃和有害气体的吸入。

防止过度用嗓，避免大喊大叫。

一旦孩子出现急性喉炎，家长需冷静，使孩子保持安静，有条件者及早进行雾化吸入治疗，可以缓解喉头水肿，避免呼吸困难。

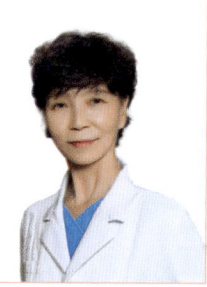

急性喉炎家庭护理

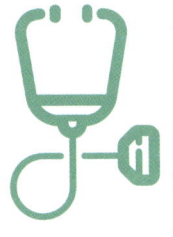

急性喉炎除了及时就医治疗，家长的细心护理同样非常重要。给孩子营造一个安静、湿润的空间环境，增强孩子身体抵抗力，帮助孩子病症尽早恢复，也避免孩子反复喉炎出现。

保持安静很重要

治疗喉炎有一个重要方法，就是"静音"，让声带充分休息。大一些的孩子，家长可以要求他少用嗓子，少说话。小一些的孩子可能做不到，但是要想办法尽量哄着他，不要让孩子大声哭闹、大喊大叫。越哭闹嗓子越紧，声带运动、互相摩擦引起的喉头水肿就会越严重，重度喉梗阻窒息的可能性就会越大。所以，让孩子安静下来很重要，帮助他顺利度过急性期。对哭闹不休的孩子甚至可以用一些镇静的药物，当然要在医生的指导下使用。

做好嗓子护理

鼓励孩子少量多次地喝水，保持呼吸道湿润。水可以把喉咙中部分细菌冲洗干净，并且可以通过小便的方式排泄出来，这样可以防止身体中长时间积攒细菌，导致其他器官出现炎症。

6个月以内的小婴儿，可以在维持平时奶量的基础上，适当增加喂奶的次数，大一些的孩子不要吃刺激性的食物，避免过敏性食物及刺激性气体。

保持喉咙湿润

食用含有维生素C食物，比如橙子、百香果等，可以经常吃些润喉糖，能达到消炎、杀菌的效果，但要避免含薄荷的润喉糖，最好选用蜂蜜或水果口味的润喉糖。此外，用鼻子呼吸是保持喉咙湿润的天然方式。

室内保证开窗通风

让孩子卧床休息，保持室内空气流通。不能长时间让孩子待在一个没有开窗通风的地方，这样会导致细菌反复在空中漂移，令孩子反复出现感染。覆于声带表面的黏膜需保持潮湿，因此要保持空气湿润，可以在卧室里放一个加湿器，维持相对湿度在50%~60%。

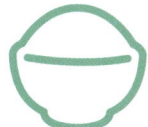 # 饮食建议

喉炎饮食应以清淡易消化为宜，再辅助一些清爽去火、柔嫩多汁的食物，多喝水及清凉饮料。

饮食调理五原则

1 增加摄入富含蛋白质的食物，如鱼类、豆类、奶制品等食物，这些高蛋白食物对于咽喉部位刺激相对较小而且富有营养。

2 补充B族维生素。B族维生素存在于动物肝脏、瘦肉、鱼类、奶类、豆类、新鲜水果、绿色蔬菜等。

3 多吃凉性水果。喉炎的儿童可以多吃一些多汁的水果，如西瓜。西瓜味甜而且清凉，能有效帮助慢性喉炎患者缓解因为喉咙肿痛带来的灼烧感，而且西瓜里面含有丰富的维生素C和微量元素，对身体有益，能够有效控制病症。

4 宜食用养阴润肺的食物，如绿茶蜂蜜饮，具有滋阴的效果，能够有效缓解咽喉部不适的症状。同时还要多喝水。

5 忌吃口香糖、巧克力、咖啡、烫的食物及辛辣烧烤油炸品等。这些都是易引发或加重性咽喉炎的食物，要尽量避免。

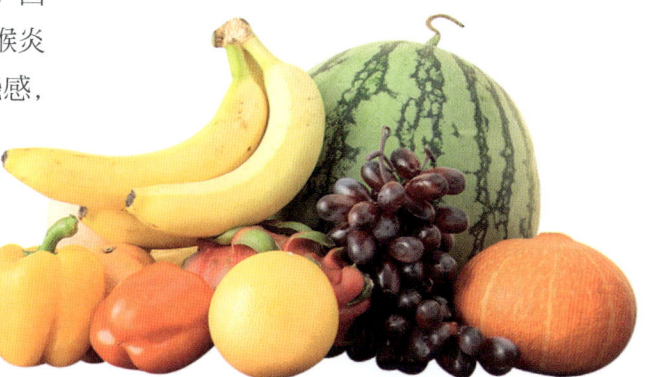

冰激凌 冰激凌过冷的刺激可使炎症、咳嗽加剧，故应忌食。其他冷饮也不吃为好。

罗汉果 罗汉果食用后易导致痰液增加，影响疾病痊愈。应避免食用。

辣椒 辣椒能够助热上火，导致津液亏损，对咽喉不利。

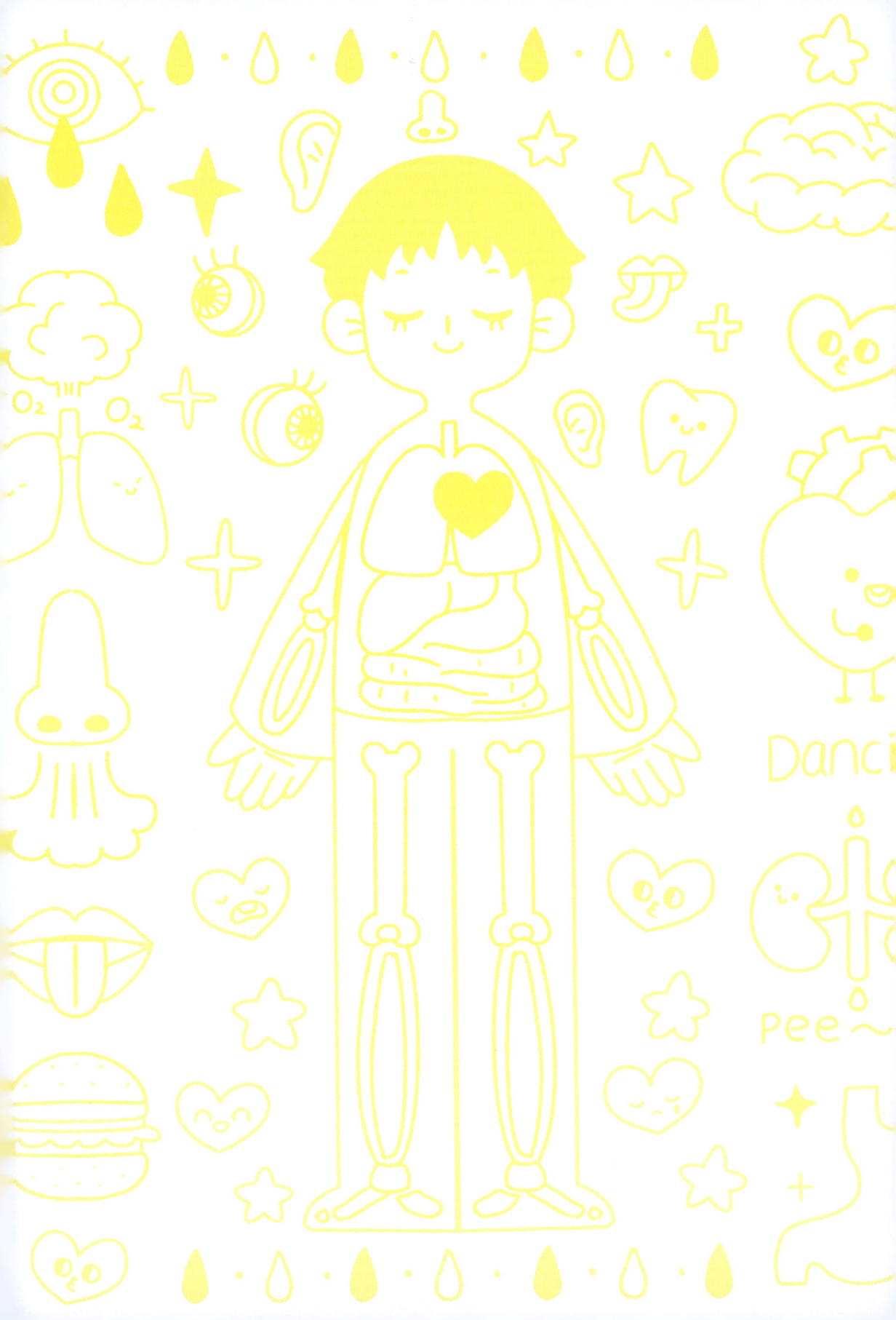

第九章

支原体肺炎

支原体肺炎是学龄期儿童及青少年常见的一种肺炎。本病全年均可发生,占儿童肺炎的10%~20%,流行季可达30%。它是由肺炎支原体所致,这种病原体是一种微生物,无细胞壁结构。肺炎支原体感染与其他病原菌感染一样,没有那么可怕。

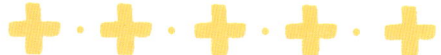

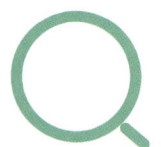 认识支原体肺炎

支原体肺炎是由肺炎支原体引起的呼吸道和肺部的急性炎症,一年四季均可发病,在儿童中较为常见。

什么是支原体

> 支原体全称叫作"肺炎支原体"。简单地说,支原体和病毒、细菌一样,都是常见的病原微生物。

支原体是一种比病毒大、比细菌小的微生物,它的超微结构很简单,无细胞壁,是已知的可以自由生活的最小生物。目前,实验室发现的支原体有 80 多种亚型,容易引起人体疾病的大概有 4 种,包括:人型支原体、解脲支原体、生殖支原体和肺炎支原体。

前 3 种支原体都和泌尿生殖感染有关,通过性接触传播,引起尿道炎、前列腺炎等泌尿生殖道疾病,一般与儿童关系不大。但是,如果是孕妈妈受到感染,分娩时经过产道传染给胎儿,会出现新生儿肺炎或者脑膜炎等,但这种情况较为少见。儿科门诊中,通常所说支原体感染,一般指的是"肺炎支原体"。

> 虽然名字叫"肺炎支原体",感染了它也不一定就是肺炎。

前面讲到的感冒、扁桃体炎、喉炎也可以是肺炎支原体感染引起的,它还可以感染全身其他器官,如胃肠道、皮肤、血液系统、心血管系统、中枢神经系统等。如果肺炎支原体感染了肺部,就是我们说的"支原体肺炎"。

肺炎支原体主要经呼吸道飞沫传播,是儿童时期肺炎和其他呼吸道感染的重要病原之一。容易在学校、幼儿园等人员比较密集的环境里集中发病,青少年和儿童更常见,容易在秋季或者冬季高发,症状并无特别不同之处,就是肺炎的一些典型症状,并不是什么疑难杂症。

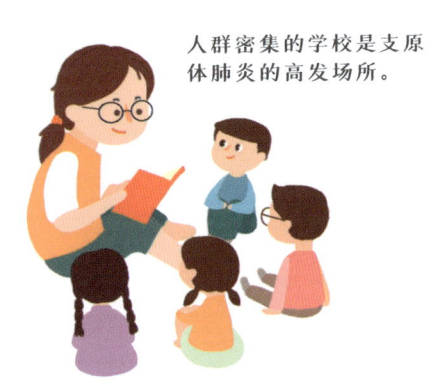

人群密集的学校是支原体肺炎的高发场所。

辨别支原体肺炎和其他类型肺炎

> 肺炎有很多种类型，由不同的致病原因导致。而支原体肺炎的病原体是肺炎支原体。支原体肺炎与细菌或者病毒引起的肺炎是一个道理，只不过是致病菌不同而已。

肺炎分病毒性肺炎、细菌性肺炎、支原体肺炎。肺炎是一个大的概念，支原体肺炎属于肺炎里面的一个分型。辨别支原体肺炎与其他种类肺炎有以下几点。

年龄特点：支原体肺炎很大的特点就是多发生于学龄期儿童和18岁以下的青少年，一般在这个年龄段的肺炎患儿，需要鉴别一下是不是支原体肺炎。

治疗药物不同：支原体肺炎治疗主要通过抗支原体的药物，如阿奇霉素或者红霉素，治疗效果比较好。如果是细菌性感染引起的肺炎多选择头孢霉素类或者青霉素类治疗。

症状不同：支原体肺炎起病较慢，初起只有咳嗽，但会逐渐加重，并出现高热、畏寒、头痛、胸痛等症状，全身不适，食欲减退。咳嗽为本病的突出特点。

其他类型的肺炎，如支气管肺炎，孩子咳嗽、气急、青紫、肺部啰音是其四大表现。感染病毒性肺炎一般起病较急，呼吸急促并伴有憋喘。不同类型的病毒性肺炎可能出现高热，热程达7~14天，或上呼吸道感染症状比较突出。感染细菌性肺炎，患儿体内的白细胞会明显增多，中性粒细胞增多或中性粒细胞核左移，检测患儿鼻咽分泌物、痰液等，可检查出病原菌。

致病原因不同：支原体肺炎是感染了肺炎支原体所导致的，而其他类型肺炎大多是感染了肺炎链球菌、金黄色葡萄球菌等细菌所致或者各种病毒所致。

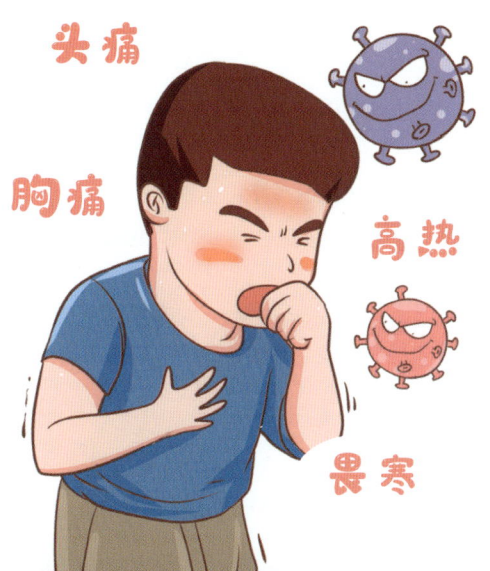

支原体肺炎的症状

> 🔍 肺炎支原体耐冰冻,但不耐热,在 37℃的温度下只能存活数小时,因此多流行在秋冬季节。

支原体肺炎的潜伏期在 1~3 周,潜伏期即具有传染性,症状出现 1 周内呼吸道含菌量最高。支原体肺炎起病的时候缓慢,发病初期症状不明显,会出现嗓子疼、头疼、食欲不振、乏力、肌肉酸痛等,还可能伴有发烧。然后症状越来越明显,发烧的温度越来越高,有的时候烧到 39℃以上,可能会持续 2~3 周的时间。

大一点的孩子,咳嗽是比较突出的表现,先是干咳,慢慢会有一些痰,可能是白痰,也可能是黄痰,有的时候还能在痰里发现血丝。退烧之后往往还会再咳嗽一段时间。婴幼儿发病一般比较急,主要是呼吸看上去有些困难,表现为"呼哧呼哧"的,有点喘憋,持续时间可能会更长一些。肺部在整个病程中常无阳性体征发现,或仅表现为呼吸音略减弱。

> 🔍 少数孩子病情严重,症状也可能会进一步发展,出现心肌炎、脑膜炎等严重的合并症。

支原体肺炎在呼吸道症状出现 10 天后,若不控制,常会出现其他系统症状。因此,一旦发现孩子有肺炎的征兆,比如发烧时间超过 3 天了,咳嗽逐渐加重了,干咳变成痰咳了,需要及时就医。医生会通过检查血常规、血 C 反应蛋白、血支原体抗体检测、胸部 X 光片等,进一步判断孩子的病情,寻找发病原因,来判断孩子是不是患肺炎,以及肺部感染到什么程度了,和肺炎的病原菌是不是肺炎支原体。

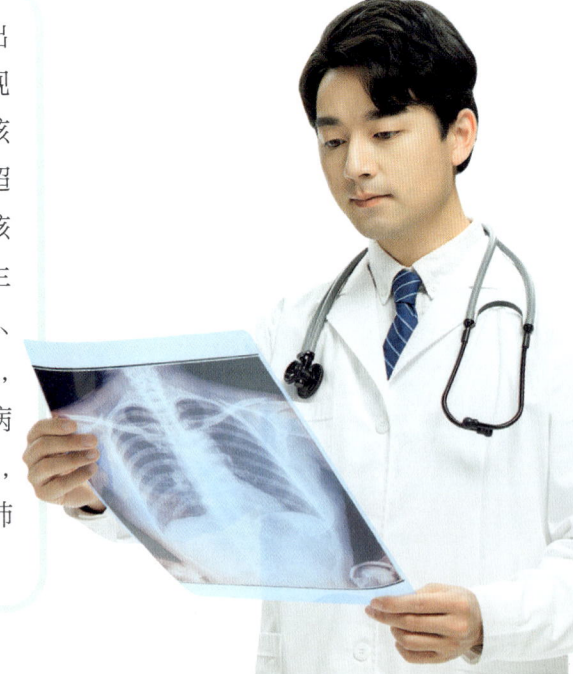

如何诊断支原体肺炎

引起支原体肺炎的病菌在病症出现之前就存在于呼吸道的分泌物中，这种微生物一般不侵入到肺实质，而是产生化学分泌物造成局部组织发生损伤。对于支原体肺炎的检查方法主要有以下几种。

1. 支原体肺炎以5岁以上、18岁以下的孩子最为多见。咳嗽为本病的突出特征，起初为干咳，但会逐渐加重，最后类似百日咳，并伴有高热、畏寒、头痛、胸痛等症状。

2. 肺部听诊时肺部可能没有湿啰音，部分患儿肺部可闻少许干湿啰音。

3. 胸片或胸部CT改变出现早，而且无明显体征，胸片检查可发现支原体肺炎多为单侧病变，尤其以右下叶为多见，常呈大片状云雾状影或呈间质改变，同时大部分患儿肺门阴影增宽或肺门淋巴结肿大，有时还可能伴有胸腔积液。

4. 支原体肺炎患者的血常规检查一般正常。

5. 青霉素、头孢菌素等治疗无效，大环内酯类抗生素，如红霉素等治疗效果好。

6. 感染肺炎支原体后，体内会出现相应的IgM抗体。如果抽血查支原体抗体IgM阳性，就可以知道患者正处于感染肺炎支原体的阶段。

7. 喉部咽拭子分离肺炎支原体和末梢蛋白的检查可供医生参考。

鲍大夫温馨叮嘱

支原体肺炎具有传染性，主要通过口鼻分泌物经过呼吸道传染，容易引起流行。支原体肺炎在人员比较密集的环境里集中发病，尤其是在学校、幼儿园等场所，这也是儿童感染支原体肺炎高于成人的原因之一，而且支原体肺炎的发病年龄有越来越小的趋势。

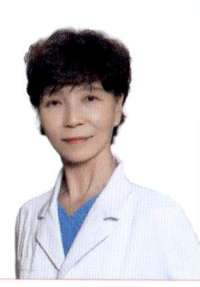

支原体肺炎的治疗对策

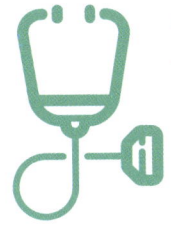

以抗生素为主的综合治疗方法,在支原体肺炎早期使用能有效减轻病症,缩短病程。支原体肺炎传染性强,应尽可能做到呼吸道隔离,同时进行对症治疗。

抗生素的应用

> 当孩子确诊得了肺炎,多数会使用抗生素治疗。支原体肺炎治疗的药物明确为大环内酯类抗生素。

肺炎支原体对大环内酯类抗生素敏感,尤其是抑制微生物蛋白质合成的大环内酯类抗生素,如红霉素、螺旋霉素、罗红霉素、阿奇霉素、环酯红霉素,还有克拉霉素等。这一类抗生素的特点是,它们对支原体感染非常有效,同时对一部分细菌感染也有效。相比较而言,家长听说得比较多的"头孢类"抗生素,它们仅对细菌感染有明确疗效,而对支原体感染的治疗是无效的。

> 病原体检测是需要时间的,对支原体的检测有时需要一周左右,甚至更长的时间才能有结果。

治疗时,究竟给孩子选择哪种抗生素,还要看医生对肺炎原因的分析,尽量明确病原体,才好对症下药。比如支原体肺炎的急性期,支原体的抗体滴度呈 ≥ 4 倍增高时才可以确诊。在没有拿到支原体检测结果的时候,医生给孩子的用药会考虑到孩子感染支原体的可能性比成人高,以及结合各地区孩子患病的流行特点。医生通常不会等待支原体检测结果出来后再进行治疗,以免贻误病情。

支原体肺炎抗生素首选药

支原体肺炎是一种起病比较缓慢的呼吸道感染疾病，受到支原体肺炎侵害的孩子一定要尽早使用合适的药物来进行治疗，避免病情加重。

> 🔍 **支原体肺炎首选的药是大环内酯类抗生素。**

大环内酯类抗生素治疗支原体肺炎效果最佳，以阿奇霉素为首选。阿奇霉素不仅抗炎作用持久，其适用范围也比较广，无论是老人、小孩还是孕妇都可以使用，而且该药物因为药依从性比较好，引发的不良反应比较轻微，相对更加安全。

阿奇霉素

用药量每千克体重每天10毫克，一般1个疗程3~5天，治疗肺炎要服用2~4个疗程，一天口服一次即可。因为阿奇霉素有后效应，比如连服3天，再停药4天，药物在机体里会继续起作用，因此这个药服用原则是吃3天停4天。

红霉素

治疗肺炎支原体感染效果也很佳，但红霉素的胃肠道反应较严重，对胃的刺激较大。

白霉素

白霉素抗肺炎支原体的活性没有红霉素强，胃肠道反应也明显减轻，临床治疗上，白霉素不常用，使用阿奇霉素更普遍。

罗红霉素

适应症包括支原体肺炎、百日咳、军团菌病、淋病奈瑟菌感染，以及沙眼衣原体结膜炎等。另外罗红霉素还可以作为青霉素过敏者的替代用药。孩子在服用了药物之后，一般病症会有所缓和。但是长时间服用这种药物容易使身体产生一定的耐受性。

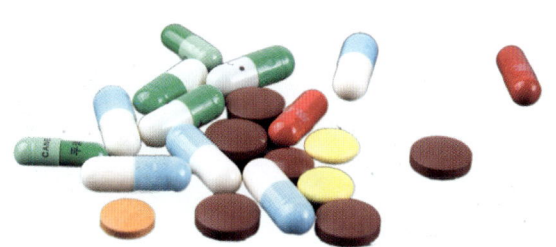

一般处理

由于支原体感染具有传染性，可造成小流行，一般治疗就是呼吸道隔离。如果孩子患病，疾病治愈时间较长，可达1~2个月。这期间，接触患儿的人都有可能被感染，同时在感染肺炎支原体期间很容易再感染其他病毒或细菌，使病情加重或迁延不愈。因此，应尽可能做到呼吸道隔离，保持室内空气新鲜，防止再感染和交叉感染。

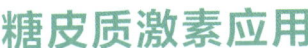

氧气疗法：孩子有缺氧表现时应及时给氧，可以使用鼻前庭导管吸氧。如果孩子鼻腔分泌物较多，可用口罩、鼻塞、氧帐给氧。但要注意给氧浓度和时间。

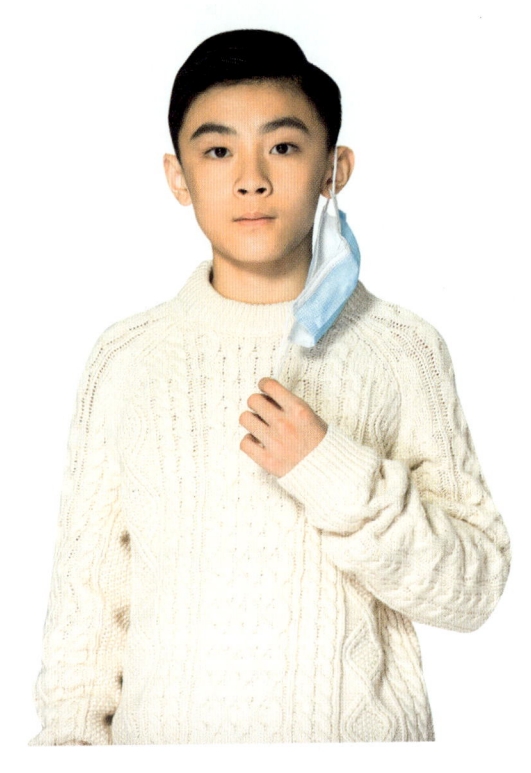

糖皮质激素应用

普通的支原体肺炎感染者不需要使用糖皮质激素，对急性病情发展迅速、严重的支原体肺炎或肺部病变迁延而出现肺不张、肺间质纤维化、支气管扩张或有肺外并发症者，可应用糖皮质激素。

对症处理

患儿在2~3天干咳之后会出现白色黏痰、脓痰，甚至血痰，可以使用祛痰剂使痰液变稀薄，及时排出，避免细菌感染概率。同时，家长可采用翻身、拍背、雾化等方法帮助孩子祛痰。

持续性的、刺激性的、干性的咳嗽是支原体肺炎最典型的症状，可以给孩子适当服用一点止咳的药物。

对喘憋严重的患儿，可选用支气管扩张剂平喘。

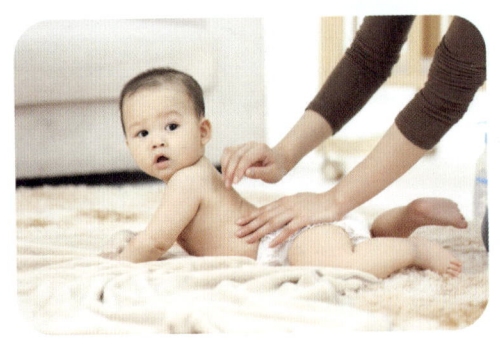

中西联合用药

> 支原体肺炎是由肺炎支原体引起的急性肺部炎症，中药可以帮助提高机体的免疫能力，当身体免疫力提高，自然会加快病菌的清除和缩短病程。

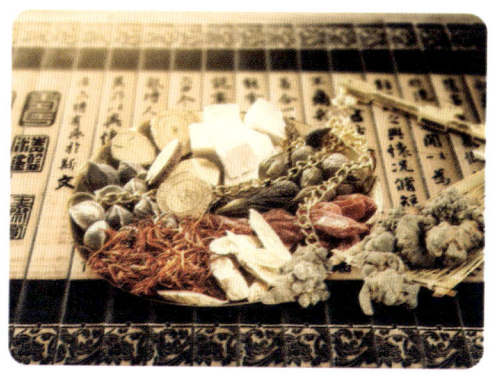

支原体感染治疗的关键是杀灭支原体病原，因此要积极使用抗生素类的药物进行抗菌治疗，如阿奇霉素等。

但如果已对抗生素产生耐药性和抗药性，使得支原体肺炎久治不愈或反复发作，可适当服用中药，采取中西医联合治疗。

> 中医治疗支原体肺炎属于调理范畴，逐渐平衡身体。

支原体肺炎在中医上属于咳嗽病，主要是采用清热解毒的药物，对于风热犯肺证，多疏风清热、宣肺止咳，对于风燥伤肺证，多疏风清热、润燥止咳；对于肺阴亏损证，多滋阴润肺、化痰止咳。

同时，中医学将儿童支原体肺炎的病因归结为脾胃失调、食滞困脾，肺失宣降而导致咳嗽，因此单纯清肺化痰的疗效较差，还要根据表现出来的症状，再配合一些活血化瘀和健脾利湿、利尿通淋的药物进行全面治疗。通过中药调理，身体"正气存内，邪不可干"，正气充盈，卫外功能提高，消除致病体的生存环境，从而防止支原体肺炎复发。

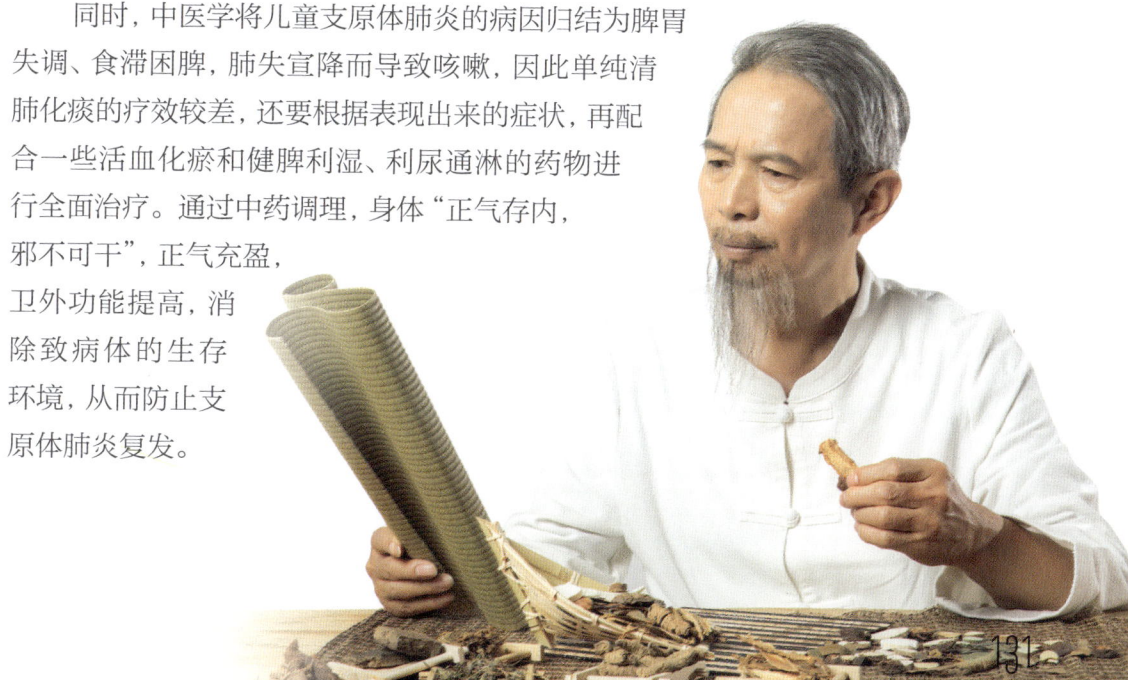

反复肺炎支原体感染

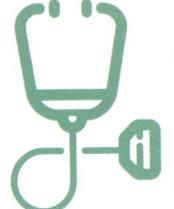

肺炎支原体感染之后机体不会产生抗体,因此治愈后依然有可能重复感染。再加上婴幼儿、儿童的免疫力比较差,容易导致支原体肺炎反复发作。

反复感染肺炎支原体的原因

🔍 **支原体感染可造成小流行,容易重复感染,导致病情迁延不愈。**

5~18岁的人群是支原体肺炎高发感染人群,近几年,1~3岁的婴幼儿感染比例也有增加的趋势。虽然肺炎支原体感染一年四季都可能发生,但秋冬或冬春季节交替之际尤其是高发时期,这时,幼儿园、学校开学,通过飞沫或鼻腔分泌物传染的肺炎支原体容易在孩子间传播。

再加上肺炎支原体潜伏期长,从症状出现到症状缓解后数周仍具有传染性,甚至痊愈后,肺炎支原体仍可在咽部存留数月。

🔍 **支原体的耐药性比较普遍,使抗生素失去疗效。**

根据调查显示,许多患者对治疗肺炎支原体感染用的抗生素已经产生抗药性。如果对阿奇霉素、罗红霉素等抗生素产生了抗药性,只能考虑换药。

🔍 **孩子本身免疫力比较低,可能会重新感染了支原体。**

肺炎支原体会破坏人体免疫功能,导致孩子免疫力下降,尤其是经常静脉注射治疗的孩子,免疫力差,治疗效果不明显。如果孩子本身免疫力比较低,可能会重新感染了支原体,或者在上一次感染的基础上合并感染了其他细菌或者病毒。这时候,需要经过医生评估,重新治疗。

🔍 **由于支原体肺炎没有终身免疫性，会反复感染。**

很多家长会问：怎样才能根治支原体肺炎？医学上治疗支原体肺炎没有根除之说，而是积极治疗，治疗到孩子体温正常，呼吸没有困难；听诊时肺里面没有湿啰音，治疗的疗程也足够了，便可以认为是疾病基本治好了。

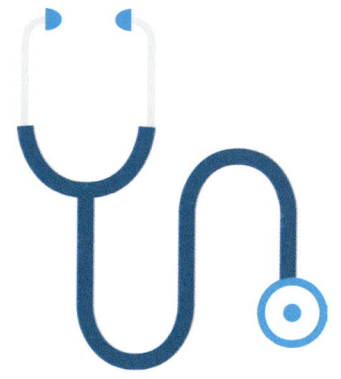

肺炎支原体感染预后情况

🔍 **支原体抗体指标不能作为评判疾病治愈的依据。**

有的时候症状早就已经好转，治疗也足够了，可是支原体抗体仍然显示阳性。支原体抗体阳性，大多数情况下于病原体完全清除两周以后才会转阴，不必过于纠结它。

根据肺炎的严重程度，较轻微的用药时间可以是 3~5 天，重一些的可能用到 5~7 天，甚至会反复用药几个疗程。轻一些的可以选择口服治疗，重一些的可能需要静脉输液。临床症状好转后再口服抗生素巩固治疗 2 周。只要咳嗽、排痰不影响孩子的正常生活，体温、炎症指标正常，就可以停止治疗，等待症状逐渐康复。

🔍 **支原体肺炎一般预后良好。**

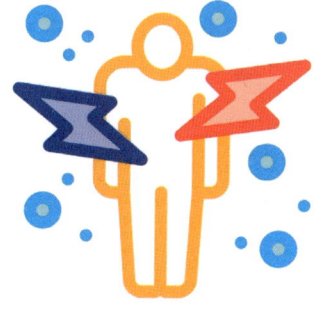

肺炎支原体与其他细菌、病毒一样，是一种能够引起呼吸道感染的病原体，但肺炎支原体更易被儿童感染，因此，儿童发病率远高于成人。但支原体肺炎经过治疗后，一般预后良好，虽病程有时较长，但终可完全恢复，很少出现并发症。

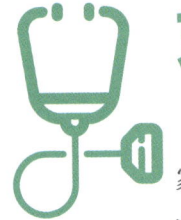

支原体肺炎家庭护理

对于经常患支原体肺炎,或者正处于患病期间的孩子,家长还是需要了解一些预防和护理常识,帮助孩子减少患病,或者尽快恢复好转。

咳嗽护理,学会拍痰

孩子得了肺炎,咳嗽不一定是最早出现的症状,但往往是最晚消失的。咳嗽是人体的自我保护反射,通过咳嗽可以排出呼吸道里不好的东西,比如痰液中包裹着细菌、病毒、支原体等。孩子睡觉的时候要注意侧卧,这样才不容易被痰卡住,如果平躺的话会比较危险。

家长可以通过拍背排痰的方法,帮助孩子尽量把痰液咳出来。将手指并拢、弯曲,由下而上,由外向内轻轻拍击孩子背部,可以选择早上起床、餐前半小时或者餐后两小时的时间拍痰,每次3分钟左右。

小一点的孩子,可以使他趴在家长的肩膀上拍痰,如果发现孩子呼吸不畅,或者有"呼哧呼哧"的声音,要检查一下孩子的嘴里或者鼻子里是不是有分泌物,如果有要赶紧清理出来,使孩子呼吸顺畅。

关注体温变化,注意退烧

肺炎导致的发烧多在38℃以上,而且持续时间长,会反复高烧。家长发现孩子高烧时,要及时用退烧药,如布洛芬、对乙酰氨基酚等。

体温高的孩子可以用温水擦浴或者贴退烧贴来辅助降温,体温不高可以多喝水,注意检测体温就行。

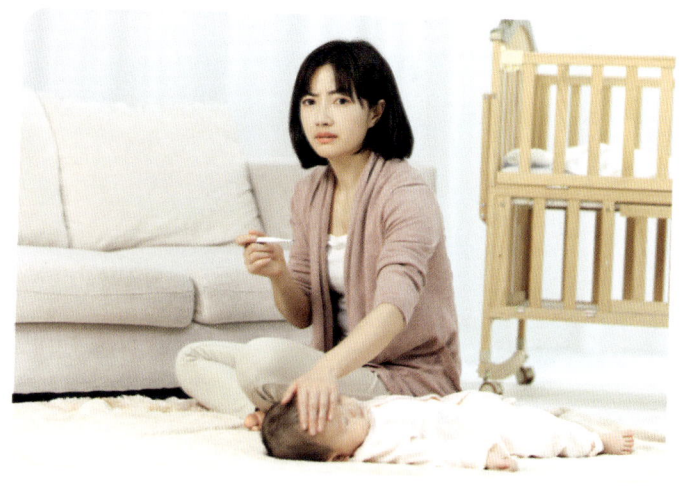

体温高的孩子可以用温水擦浴或者贴退烧贴。

增强免疫力,远离病原环境

每一次肺炎后,身体免疫系统都要经历一次修整重建。这时候孩子的免疫力比较低,容易再次生病。秋冬季节最好不要带孩子到公共场所、人员拥挤的地方活动,比如大超市、游乐场等,房间应经常通风、保持空气清新、干爽,注意在家多多休息,保证适当的营养摄入,尽快恢复免疫力。父母感冒时应尽可能少接触孩子,接触时应戴口罩。

家长和孩子都要注意卫生,勤洗手,防止病原菌的传播。

饮食清淡易消化

肺炎的时候消化功能会差,肺炎患儿一般胃口较差、不愿进食,吃了可能会吐,有的孩子还可能腹泻。所以要少食多餐,饮食宜清淡、易消化,比如粥、面条、面片、青菜之类的。食物不可太咸,忌油炸、易产气的食物,适当增加富含维生素C及锌的食物。伴有发热者,应给予流质饮食,退热后可加半流质食物。此外,应少量多次饮水,每日饮水量不少于1500毫升,以稀释痰液,利于排出。

保持呼吸道通畅

孩子患肺炎时,鼻腔阻塞会影响空气的吸入,加重缺氧。家长要及时为患儿清除鼻分泌物,保持呼吸道通畅。如果孩子鼻塞、鼻堵时,可用棉棒蘸温水湿润鼻痂,慢慢将鼻痂取出,注意选择细小的棉棒,动作轻柔。室内要保持一定的湿度,避免空气干燥。

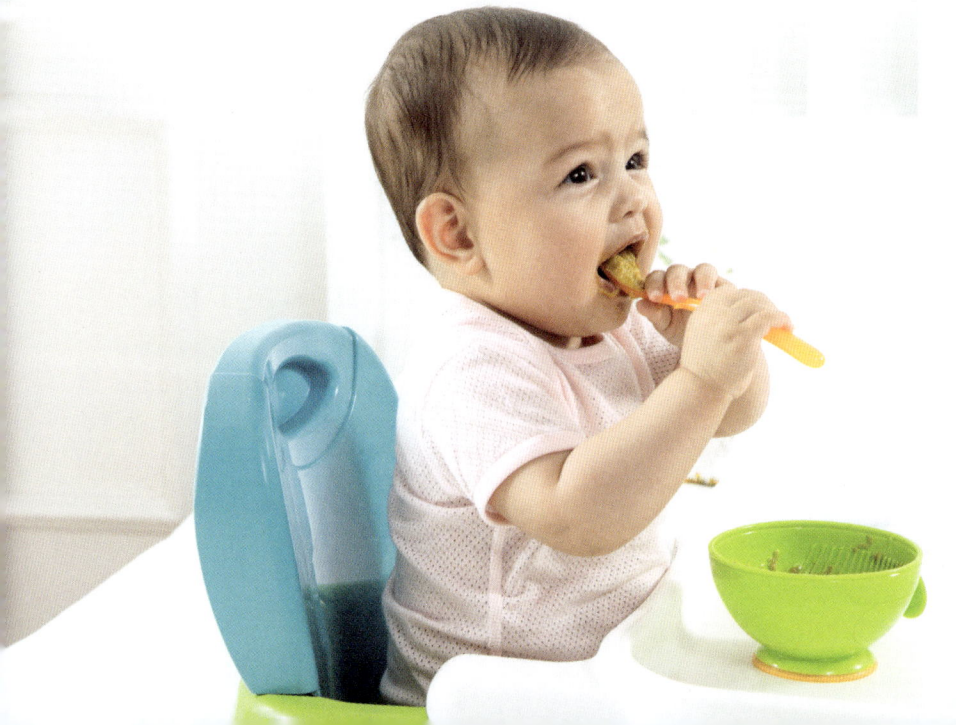

饮食建议

支原体肺炎会对孩子的肠胃功能造成影响,出现食欲下降的现象,应及时补充身体所需水分和营养,适当多摄入一些富含优质蛋白质的食物。发热时以流质饮食为主,退热后可加半流质食物。

支原体肺炎感染者饮食宜忌

宜

百合:百合具有润肺、止咳的作用,尤其对于久咳、干咳的人效果好,百合含有黏液,可以润肺。

莲子:莲子具有滋补元气、养心安、润肺止咳的功效,是常见的滋补食材。莲子与银耳、红枣搭配,更能起滋阴润肺的作用,适宜在秋冬之时全家人一起食用。

忌

辛辣、油腻食物:辛辣食物容易破坏气管黏膜,加剧咳嗽,形成黏痰,延缓支原体肺炎的治愈。温热性的蔬菜、水果也应该注意忌口。肺炎患儿消化功能多低下,若食油腻厚味,如奶油蛋糕、烤鸡、油饼等,更影响消化功能,而且油腻的食物往往难以消化,体内易生湿热,加重黏痰症状,咳痰不畅,延长咳嗽时间。

甜食、冷饮:中医认为,甜食易助热生痰,导致呼吸道不畅,加重咳嗽、咳痰。甜味较浓的水果也应少吃。生冷食物或饮品会损伤脾胃,导致脾胃运化失调,水谷精微不能被身体有效吸收。冷食会使身体阳气受损,阳气不足则无力抗邪,使机体康复功能减弱,疾病迁延不愈。

发物、酸性食物:支原体肺炎发作时,应远离各类发物,如海鲜等,这些食物容易刺激呼吸道,增加体内痰湿,拖延病情。酸味的食物,如橘子、柠檬、菠萝、醋、杨梅等,具有敛涩的功效,导致黏痰不易咳出,咳嗽难愈,身体难以出汗清热。

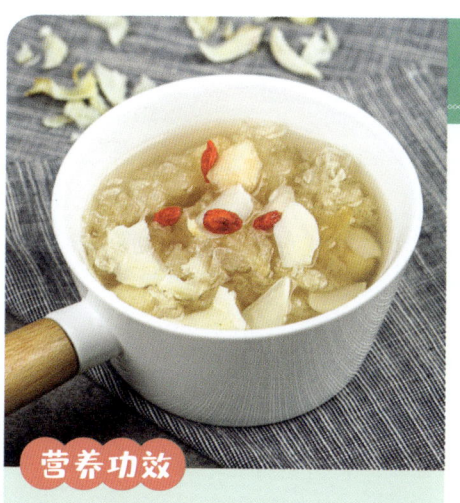

营养功效
百合可润肺止咳；银耳中含有丰富的微量元素；梨具有降火的效果，三者结合有清肺的功效。

银耳雪梨百合羹

原料：银耳、干百合各20克，雪梨100克，枸杞子、冰糖各适量。

做法：

1. 银耳洗净、泡发，撕成小块；百合泡软；雪梨洗净、去皮，切成小块。

2. 锅内放适量水，加入银耳、雪梨、百合、枸杞子、冰糖，熬至银耳软烂即可。

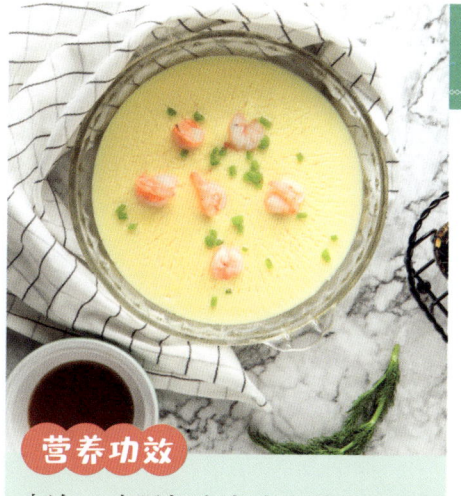

营养功效
虾仁、鸡蛋都含有丰富的优质蛋白质，能提高人体免疫力。

虾仁鸡蛋羹

原料：虾仁50克，鸡蛋2个，香油、盐各适量。

做法：

1. 鸡蛋打入碗中，加适量水、盐，搅拌均匀。

2. 将虾仁放入鸡蛋液，去掉浮沫。

3. 锅中放水烧开后，将盛鸡蛋液的碗放入，蒸10分钟，出锅前加点香油即可。

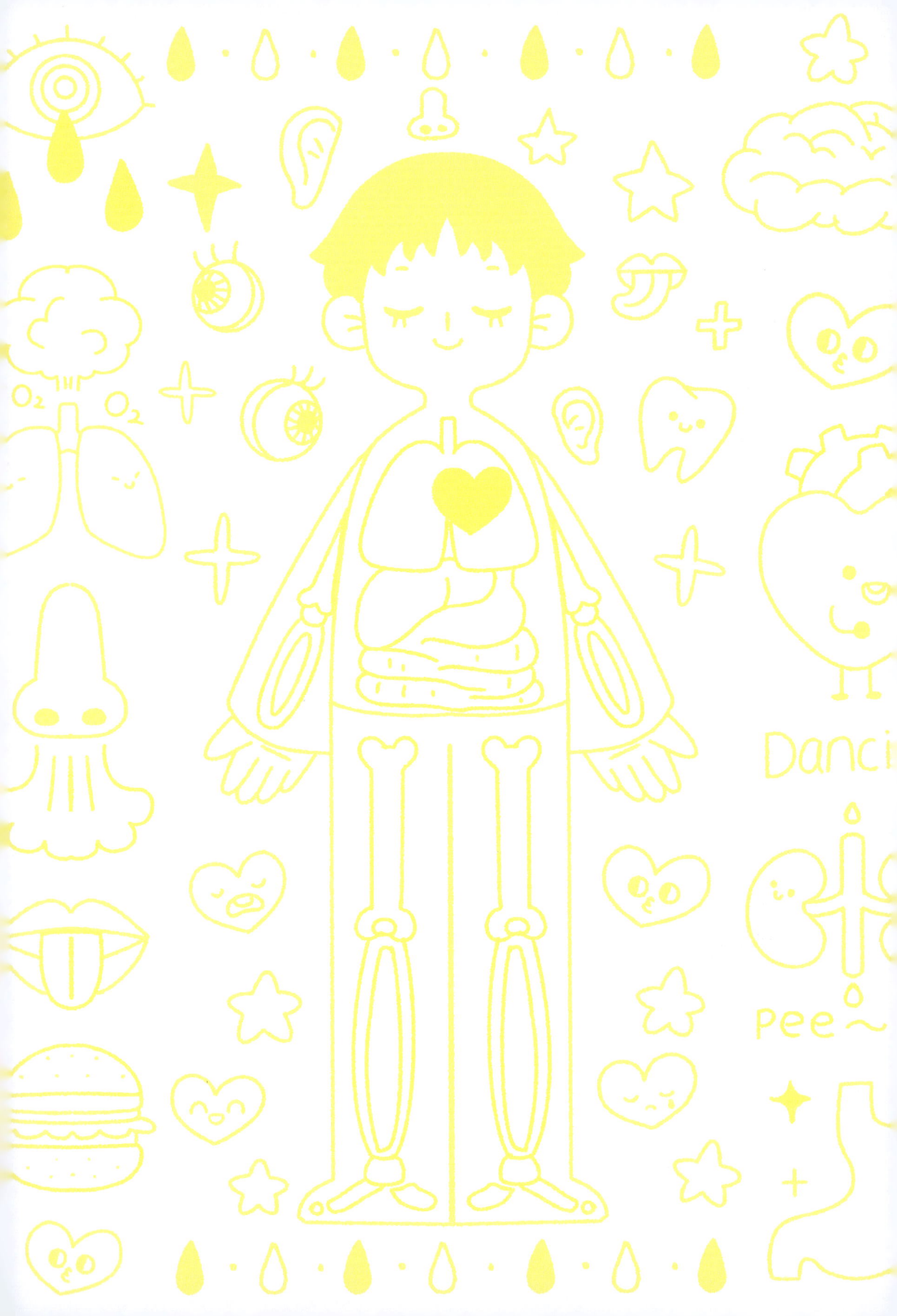

第十章

毛细支气管炎

　　毛细支气管炎是婴幼儿因感染呼吸道合胞病毒引起的下呼吸道疾病。感染病毒后，孩子会出现持续性干咳，中、低度发烧，喘憋等症状，喘憋发作时呼吸明显增快，严重者可出现呼吸困难。

认识毛细支气管炎

毛细支气管炎是婴幼儿时期常见的下呼吸道感染，常见于6个月~2岁的宝宝，临床上以阵发性咳嗽、喘憋为主要特征，严重者会有缺氧表现。

婴儿易感毛细支气管炎

 毛细支气管炎主要发生于2岁以下的婴幼儿，多数在6个月以内首次发作。

毛细支气管炎的病变主要发生在肺部的细小支气管，也就是毛细支气管。直径小于2毫米的细支气管进一步的分支就是毛细支气管。毛细支气管管道狭细，管壁薄，无软骨支撑，一旦发生炎症容易出现阻塞。而一旦发生感染，毛细支气管的水肿、过多的黏液、脱落的上皮细胞等，就会导致气道阻塞，继而出现喘急、呼吸困难。

婴儿出生后1~2个月可以从母体中获得抗体，从而起到保护作用。此后，抗体滴度下降，感染病毒的概率增加。此外，由于婴幼儿支气管、肺发育不成熟，呼吸道局部免疫系统不能产生足够的分泌性免疫球蛋白，反射性防御功能较弱，不能完全防御病毒，所以更易受到感染。

毛细支气管炎发病机制

病毒侵犯毛细支气管，表现为上皮细胞坏死，周围淋巴细胞浸润，细小的毛细支气管充血，水肿，黏液分泌增多，加上坏死的黏膜上皮细胞堵塞管腔，导致肺气肿和肺不张。炎症常累及肺泡、肺泡壁和肺间质，出现通气和换气障碍。临床上以咳嗽和喘憋同时发生为本病特点。

毛细支气管炎的病因

> 🔍 引起毛细支气管炎的主要原因是病毒感染，其中以呼吸道合胞病毒为最常见的病原。

病毒感染：几乎所有 2 岁以内的婴幼儿都感染过呼吸道合胞病毒，但大多数感染者表现出无症状或轻微的上呼吸道症状，少数患儿病情严重。除呼吸道合胞病毒外，鼻病毒、腺病毒、副流感病毒也是本病的原因之一。

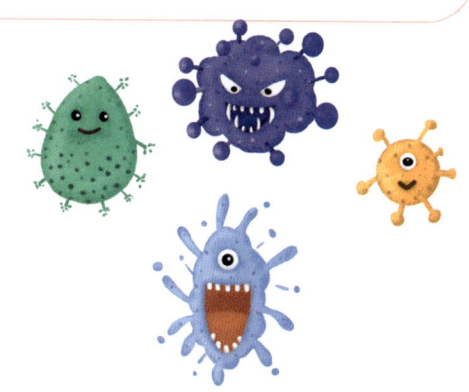

> 🔍 寒冷的天气是毛细支气管炎疾病发作的重要原因之一。

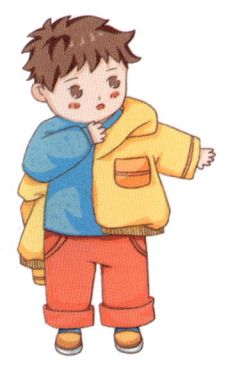

环境因素：每年 11 月至次年 4 月是毛细支气管炎疾病好发时期，这是因为冷空气的刺激会导致纤毛运动减弱，气管发生痉挛，毛细血管收缩，影响血液循环，使得身体局部的抵抗力降低，容易受到感染。另外冬季气候寒冷，人较容易感冒，从而诱发毛细支气管炎。

> 🔍 身体抵抗力比较差以及年龄较小的孩子容易出现这种疾病。

免疫力低下：毛细支气管炎之所以高发于 6 个月以下的婴儿，与孩子的免疫力较低相关。孩子的免疫系统发展尚未完善，需要从母乳中获取抗体。母乳中尤其是初乳中含有免疫球蛋白，能够增强呼吸道免疫功能，因此，早期母乳喂养能够减少婴儿毛细支气管炎的发病率。

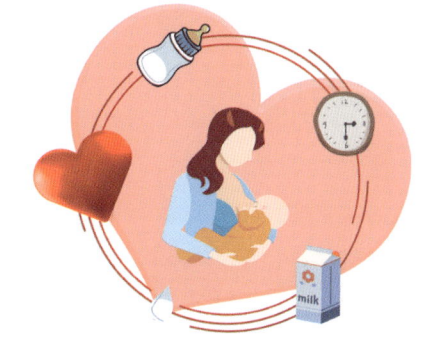

毛细支气管炎喘息

毛细支气管炎是婴幼儿期比较常见的与病毒感染相关的喘息性疾病，以孩子喘息、憋闷为主要特征，其反复发作是引发和导致哮喘的一个高危因素。

喘得厉害怎么办

🔍 **孩子喘憋为毛细支气管炎的特征。**

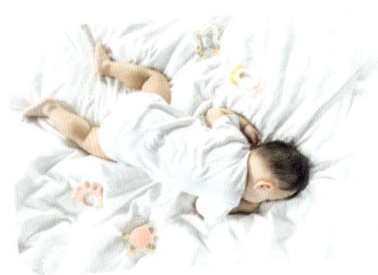

婴儿喘憋严重时会有缺氧的表现，进一步发展可导致呼吸困难，不及时治疗会危及生命。家长发现孩子呼吸不畅，喘憋时，要高度重视，及时采取治疗方法。

🔍 **对于喘息的孩子最好的办法就是雾化吸入。**

雾化吸入支气管扩张剂和糖皮质激素，可以降低气道的高反应，抑制气道的炎性反应，缓解孩子咳嗽喘息的症状。通常雾化治疗 5~7 天后，大部分毛细支气管炎可以治愈。

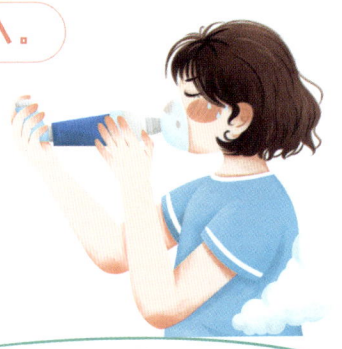

什么情况下要及时就医

如果家里有雾化条件，孩子出现轻微的喘息，及时经过雾化治疗，症状得到缓解，在家护理即可。如果孩子经过雾化以后咳嗽、喘息不见缓解或者痰堵严重、喘憋，或家里不具备雾化条件，建议及时就医。当孩子出现面色发绀、呼吸频率增快、精神状态不好的时候就需要住院治疗。

孩子反复喘息的特点

🔍 **一旦发现孩子喘憋,不可掉以轻心,积极治疗的同时,注意记录总结孩子喘息发作的规律。**

部分孩子反复得毛细支气管炎,比如在 6 个月时,第一次得了毛细支气管炎,出现喘息;等到了 8 个月或者 9 个月时,又出现了喘息症状;在 1 岁左右又出现喘息症状。孩子反复患毛细支气管炎,反复出现喘息,令家长头疼。家长要记录总结孩子每一次生病过程,以便于医生诊断治疗。

🔍 **反复喘息,每年超过 3 次的孩子,就要考虑和哮喘联系起来了。**

反复喘息的孩子大多是过敏体质,比如婴儿期湿疹很厉害,出现过食物过敏,平时爱打喷嚏、流鼻涕、眼睛痒、揉鼻子。这种过敏体质的孩子,往往呼吸道也比较敏感,第一次毛细支气管炎的喘息,可能就会是哮喘的第一次发作了。以后每次喘息,或许病毒感染诱发,或是其他刺激诱发,容易反复喘息发作。

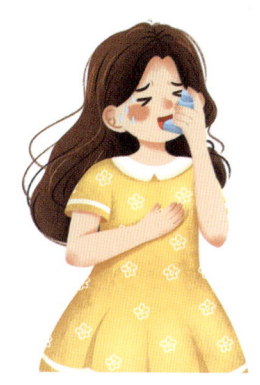

毛细支气管炎与哮喘的区别

	毛细支气管炎	哮喘
年龄	2 岁以下之婴幼儿	多见于年长儿(婴儿慎重诊断)
病因	以呼吸道合胞病毒感染为主要因素,也可以由鼻病毒等引起	非感染因素的慢性气道炎症,有哮喘家族史及常患有过敏性疾病,如荨麻疹、皮肤湿疹、过敏性鼻炎等都可诱发
特点	一般有明显的呼吸道症状,如咳嗽、喘憋、呼气性呼吸困难等。有肺气肿体征	明显的喘息、气促的症状。反复发作喘息,每年 3 次以上

毛细支气管炎与哮喘的关系十分密切。有些婴儿急性毛细支气管炎所表现的喘息往往是哮喘的第一次发作。如喘息反复发作,排除其他肺部疾病后,应考虑是支气管哮喘

毛细支气管炎特点及治疗

绝大多数患毛细支气管炎的孩子在治疗后都能痊愈。病程一般为5~15天。病情常在咳喘发生后4~6天时较为严重，经合理治疗后大多迅速恢复。

毛细支气管炎症状特点

咳嗽：咳嗽与喘憋同时发生为本病的特点。早期为流涕、鼻塞，1~3天后出现持续性干咳和发作性呼吸困难。症状轻重不等，重者出现喘憋，呼吸困难。

呼吸频率加快：孩子呼吸困难发展较快，喘憋严重，容易出现缺氧表现。家长可能发现孩子的嘴唇周围、鼻子根部发紫；呼吸明显增快，呼吸频率可达到每分钟60~80次，甚至每分钟100次以上，听上去"呼哧呼哧"的，小鼻子"呼扇呼扇"的，有明显的鼻翼翕动，即鼻子两侧随着呼吸而扇动。

湿啰音：在孩子喘憋发作时，肺部听诊往往听不见湿啰音，当喘憋稍微缓解时，可以听到细微湿啰音。

三凹征：孩子呼吸时，锁骨窝、胸骨窝和肋骨间隙处，会随着用力呼吸出现凹陷，这三个位置的凹陷叫作三凹征。这些都说明孩子憋喘严重，呼吸费力引起了缺氧。部分患儿面色苍白和出现发绀。

发热不定：大多数婴儿有发热，体温高低不一定，有的低热甚至不发热，也有的出现中度或者高热，体温与病情没有平行关系，体温越高并不代表病情越重。一般情况下，体温不超过38.5℃，轻的症状5~7天就消失了。

重症表现：重症患儿有明显的梗阻性肺气肿、面色苍白及紫绀，以及因过度换气而引起脱水。如果治疗不及时可能会出现呼吸窘迫综合征等危急症状。

一般治疗

纠正缺氧：首先要保持孩子呼吸道通畅，给孩子吸氧，给予平喘、解痉治疗，尽快缓解孩子支气管痉挛，改善缺氧表现。氧疗在本病治疗中至关重要。毛细支气管炎患儿多存在低氧血症，应给予足够的氧气将血氧饱和度维持在94%~96%。一般使用鼻管或面罩可以纠正大多数孩子的低氧血症。吸氧前要进行吸痰，清理气道，摆正体位，保持气道通畅。这些治疗都需要医生的帮助，家长了解即可。

促进排痰：增加空气内的湿度极为重要，一般可使用室内加湿器。也可以采用雾化吸入的方法促进痰排出。叩背排痰在促进排痰方面也有较好的作用，痰液能顺利由呼吸道排出，呼吸较平稳。

对症治疗：轻症的孩子，除了止喘、解除痉挛以外，还要进行对症治疗。可以口服一些止咳、祛痰药。发烧的孩子需要时可以使用退烧药。

补液：由于孩子水分摄入较少，呼吸急促导致的不显性失水增多，因此，孩子容易发生脱水，应根据需要补液。可以多次口服补液来补充失去的水分，必要时采取静脉补液。

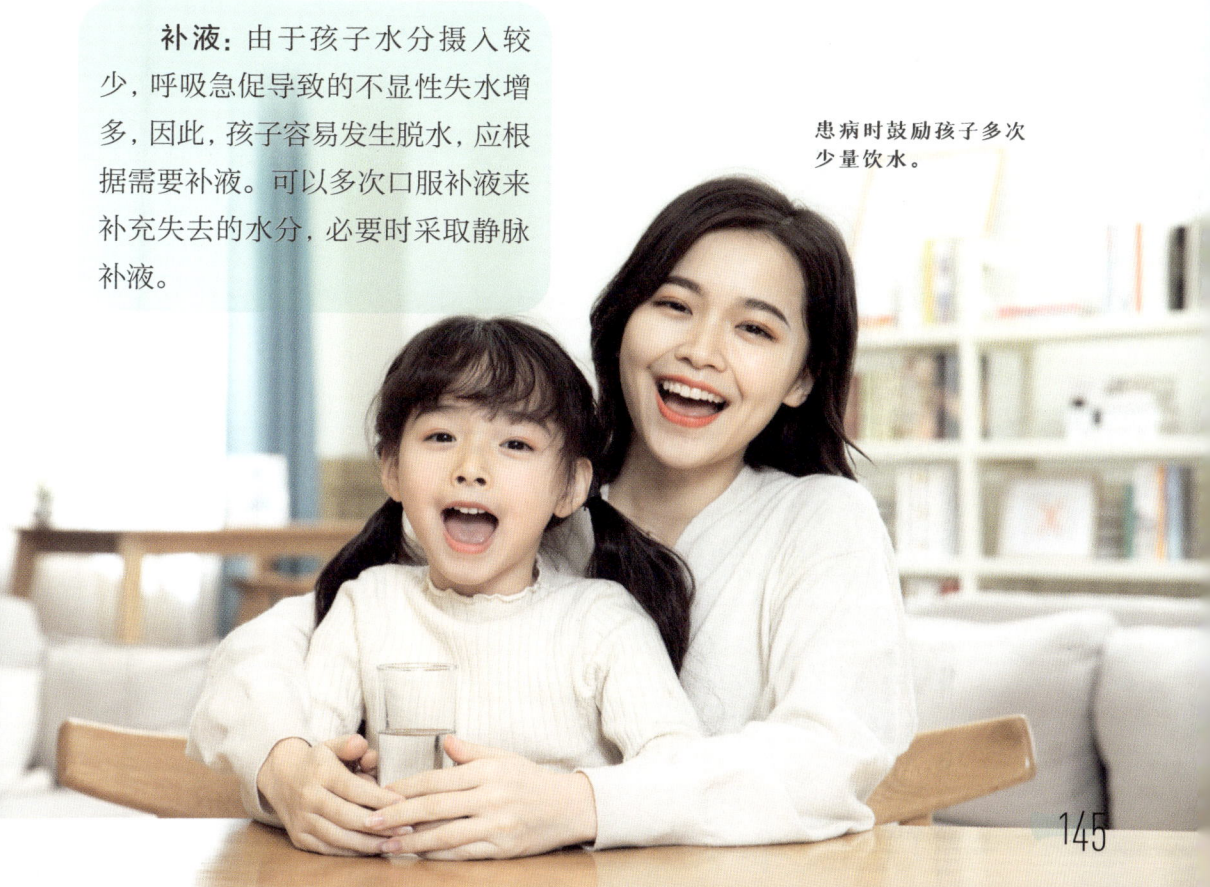

患病时鼓励孩子多次少量饮水。

药物治疗

支气管舒张剂

药物治疗主要针对孩子出现的症状进行对症治疗。因为婴儿气道本身狭窄，患病后更加狭窄，因此在婴儿喘憋发作期间，医生可能会用到支气管扩张剂雾化吸入，达到快速扩张支气管的目的。

抗菌药物

本病多是由于病毒感染所致，一般可酌情给予抗病毒治疗。

雾化吸入利巴韦林可改善临床症状，可缓解憋喘，缩短病程。白三烯受体调节剂是新一代非糖皮质激素类抗炎药物，可有效治疗由呼吸道合胞病毒引起的毛细支气管炎。抗胆碱药物则具有平喘作用。重症毛细支气管炎患儿可尽早使用人免疫球蛋白，可在短时间内缓解症状。如果继发细菌感染时，检查结果显示白细胞总数增高，可根据情况使用抗生素治疗。

糖皮质激素

糖皮质激素是由肾上腺皮质分泌的一类载体激素，也可用化学方法人工合成。糖皮质激素有很强的抗炎作用和免疫调节作用，可阻止炎性介质激活、释放、减少炎性细胞浸润，减轻毛细血管的渗出及黏膜水肿、黏液分泌，从而对抗炎症介质对气管上皮的损害。

治疗中常会用到糖皮质激素、支气管扩张剂、黏液溶解剂等联合雾化吸入。雾化治疗时，根据喘憋的程度，轻者可以每天 2 次，重者可以每 4~6 小时一次，随着喘憋症状缓解，逐渐减少次数。一般需要治疗 1 周左右。病情特别严重的孩子需要住院治疗，持续吸氧，甚至借助呼吸机辅助呼吸，缓解呼吸衰竭。这时候，医生可能用到静脉注射糖皮质激素。一般不建议全身糖皮质激素治疗，只有在憋喘严重时可使用。

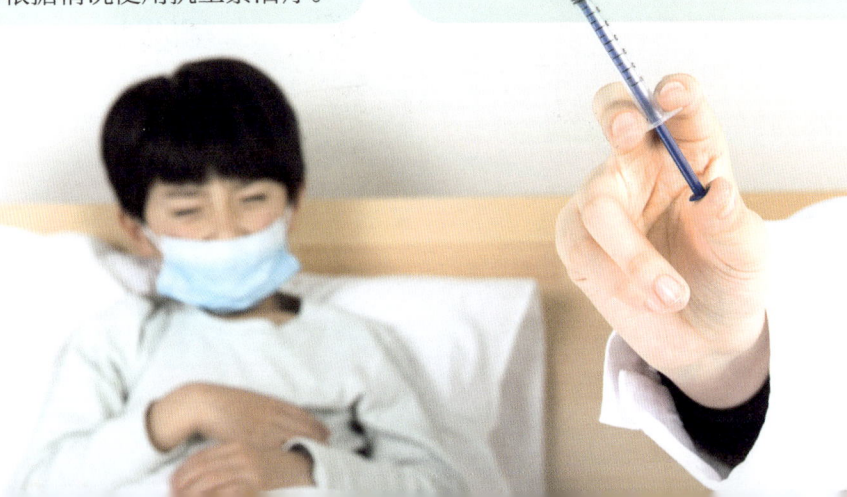

毛细支气管炎家庭护理

毛细支气管炎是儿童常见呼吸道疾病，患病率高，一年四季均可发生，冬春季节达高峰。大多数孩子病情较轻，根据医嘱吃药、雾化等即可，家长也需要随时观察病情变化，重视家庭护理工作。

憋喘护理很重要

孩子喘息发作时，家长要观察有没有缺氧的表现，比如：有没有鼻翼翕动，胸骨和锁骨有没有凹陷，呼吸频率是不是比平时快。如果出现这些症状，不要让孩子躺着或者窝在沙发里面，尽量让他站起来，小点儿的孩子把他竖着抱直，这是为了打开气道，使呼吸更顺畅。然后需要及时就医。

反复喘息的孩子，建议准备一台家用雾化装置，备上几支雾化药物，孩子喘息发作时，及时给孩子把雾化做上，争取时间，不让喘憋加重造成缺氧。

无烟环境很重要

毛细支气管炎的孩子对于有烟的环境比较敏感，不要在孩子面前吸烟，让孩子远离有烟环境，包括二手烟，甚至三手烟，还包括做饭时的油烟，火烧后的烟雾等。

此外还要预防感冒，加强耐寒锻炼，缓解期要注意劳逸适度，适当锻炼身体以增强体质。

日常注意事项

在生病期间，避免带孩子去人口密集的场所，室内要注意经常通风换气，孩子的衣服、被褥勤换洗，室内经常打扫。

注意孩子的体温变化和憋喘情况，日常监测孩子的呼吸频率、心率，保证孩子合理膳食，营养充足，摄入充足的水分。

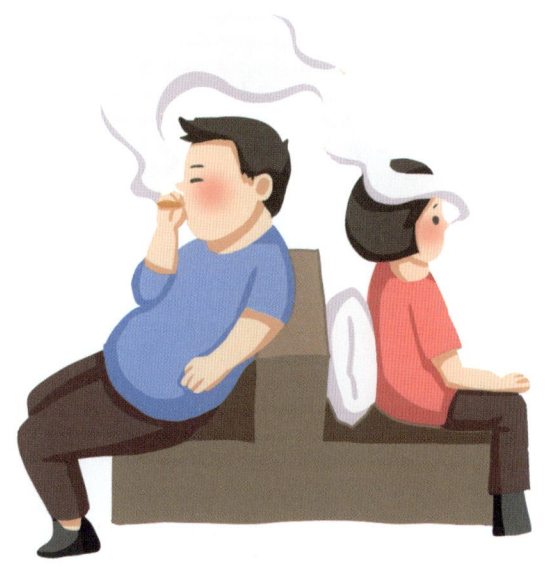

不要在孩子面前吸烟，使孩子远离有烟环境。

不轻易给孩子输液

毛细支气管炎发病期间,孩子憋喘难受,家长往往看着心疼,会要求医生给孩子输点液,认为输液可能好得更快一些。

🔍 **单纯的病毒感染,抗生素是没有效果的。**

毛细支气管炎大多是由病毒感染引起的,如果只表现出咳嗽、低烧或者轻度喘息的症状,一般不需要使用抗生素治疗。对于怀疑继发细菌感染,可用抗生素治疗。

如果确定是呼吸道合胞病毒感染导致的毛细支气管炎,医学上目前还没有对应的特效抗病毒药物,但有用干扰素雾化吸入的治疗方法取得较好效果的经验。如果呼吸道合胞病毒合并了细菌感染,需要在医生综合判断下使用抗生素。

病情严重的孩子需要住院治疗。这时候,医生可能用到静脉注射糖皮质激素,持续吸氧,甚至借助呼吸机辅助呼吸,缓解呼吸衰竭。如果病情没有发展到非常严重的程度,一般不需要静脉使用糖皮质激素。大部分情况都能够通过雾化的方式控制住孩子的喘憋症状。

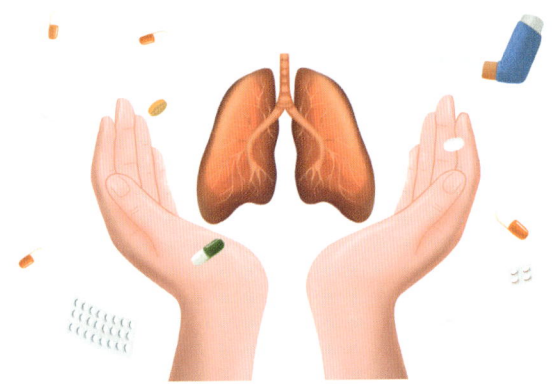

确定毛细支气管炎的病因是病毒感染还是细菌感染,才能更好地对症治疗。

鲍大夫温馨叮嘱

引起毛细支气管炎的病毒很容易传播。平时要清洁和消毒人们经常触摸的表面和物体,如玩具和门把手。打喷嚏用纸巾遮住口鼻,经常洗自己的手和孩子的手,保护孩子免受呼吸道合胞病毒的侵袭。家长一旦发现孩子咳嗽,并很快出现喘憋,要想到孩子可能是患毛细支气管炎,要及时治疗。

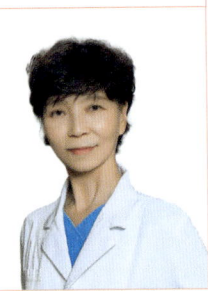

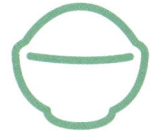 ## 饮食建议

婴幼儿本身体质较弱,发热症状和病毒毒素影响胃肠功能,导致消化吸收不良。因此要注意补充患儿营养。6个月还未添加辅食的婴儿,要注意增加母乳喂养次数。

补充蛋白质

瘦肉、豆制品、山药、鸡蛋、动物肝脏等食物中含优质蛋白质,应多吃。婴儿食用可制成肉泥、肝泥。

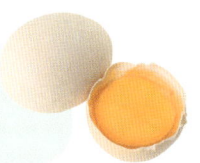

补充维生素

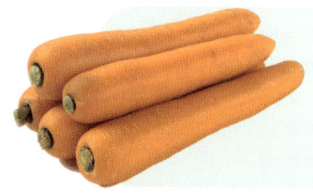

为增强机体免疫功能,减轻呼吸道感染症状,应补充足够的维生素 A 和维生素 C,故应多吃一些新鲜蔬菜和水果。可制作果汁、菜汁供婴儿食用。

增加水的摄入量

孩子生病时有不同程度的发热,水分蒸发较大,应注意给孩子多喂水。可用糖水或糖盐水补充,也可用米汤、蛋汤补给。大量饮水,有利于痰液稀释,保持气管通畅。

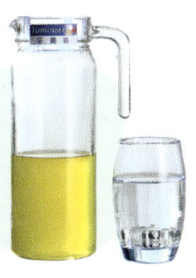

清淡、低钠饮食

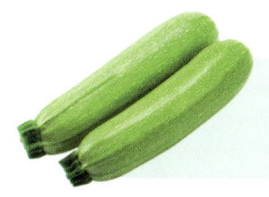

清淡、低钠的饮食能起到止咳、平喘、化痰的功效。这类食物还可增加维生素和矿物质的摄入量。

适量进食葱和蒜

葱和蒜能抑制脂肪氧化酶,减少机体释放炎症介质,对过敏体质的孩子较好。

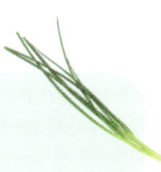

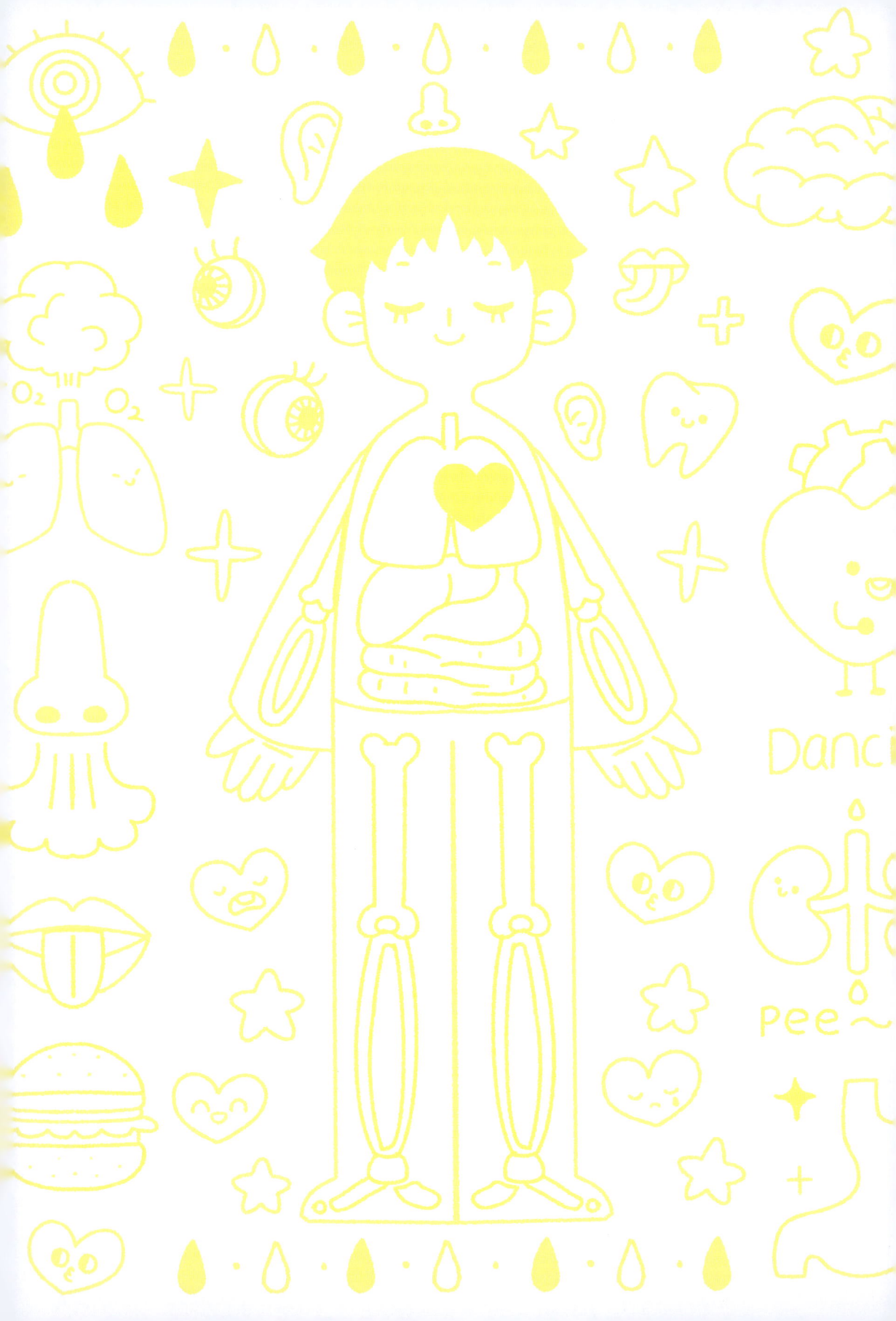

第十一章

咳嗽和百日咳

咳嗽是呼吸系统受到刺激时产生的一种防御性反射活动,可清除呼吸道内吸入的各种有害的微粒等。但频繁的咳嗽并不是有益的,长期咳嗽对孩子生活、学习及家长的工作生活都会带来影响,甚至可能令孩子出现一些并发症。家长要针对引起咳嗽的病因进行治疗。

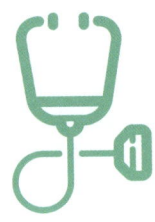

咳嗽的常见病因

感冒、扁桃体炎、喉炎、肺炎等疾病都可能会咳嗽，但咳嗽症状表现不同。家长可以通过孩子咳嗽的时间、咳嗽的性质、伴随症状等，来分辨可能是那种原发病引起的咳嗽。

分辨咳嗽的特点

咳嗽病程

急性咳嗽：病程在 2 周以内。

迁延性咳嗽：病程在 2~4 周。

慢性咳嗽：病程一般超过 4 周。

咳嗽声音

孩子咳嗽声音嘶哑，呈犬吠声，可能是急性喉炎。咳嗽中伴有痰声，多是支气管炎或肺炎。咳嗽时伴有哮鸣音，如呼气时伴有高音调，类似于小鸡叫的声音，常为毛细支气管炎或支气管哮喘。

咳嗽时间

全天不分时段的咳嗽，多是感冒引起的。

晨起、夜间咳嗽，或者是剧烈运动后咳嗽，多为咳嗽变异性哮喘。

吃东西、喝水时咳嗽可能是咽喉反流。

伴随症状

咳嗽伴有发热，常为急性病毒性或细菌性感染引起的下呼吸道感染。咳嗽伴有明显的喘憋，婴幼儿可能是患毛细支气管炎，儿童可能是哮喘。

咳嗽性质

干性咳嗽：无痰的咳嗽。干性咳嗽往往是非感染性的，比如一些气道慢性炎症性疾病，等包括咳嗽变异性哮喘。

湿性咳嗽：有痰的咳嗽。湿性咳嗽往往是感染性的，比如感染了各种病原体、病毒、细菌、真菌等。

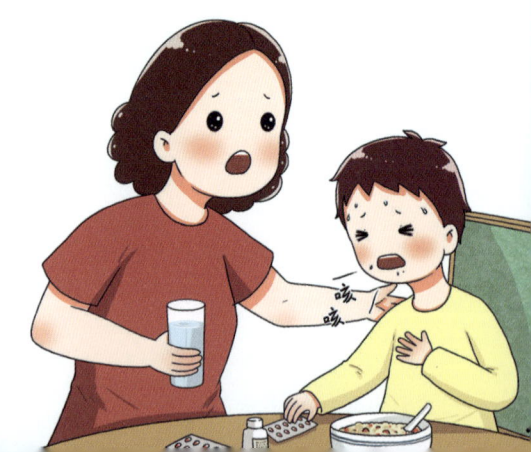

慢性咳嗽疾病分类

慢性咳嗽是咳嗽持续时间超过 4 周，而且除了咳嗽之外，没有其他症状，胸部 X 光片也正常。咳嗽往往是患者唯一就诊症状。

> 🔍 **引起慢性咳嗽的疾病有很多，常见的病因有 3 类。**

第一类：咳嗽变异性哮喘，以慢性咳嗽为主要或唯一的症状，无明显喘息、气促等特征，咳嗽表现出一定的特点，如刺激性咳嗽、运动后咳嗽、夜间咳嗽。咳嗽变异性哮喘没有细菌感染的表现，胸片也是正常的，用抗生素治疗没有效果，可以认为是一种特殊类型的哮喘。如果不进行及时干预，咳嗽变异性哮喘容易发展为典型哮喘。

第二类：过敏性鼻炎、鼻后滴漏、鼻窦炎、过敏性咽炎、腺样体肥大等鼻咽部疾病，引起分泌物倒流至鼻后和咽喉部，或反流入声门及气管导致咳嗽。这类咳嗽，在晨起或体位变化时相对严重，表现为鼻后滴流和咽后壁黏液附着感，从而反复清嗓子，伴有鼻塞、流涕、喉咙痒等症状，医学上也叫上气道咳嗽综合征。

第三类：由于某种病原微生物感染后，损伤了气道黏膜上皮细胞，气道纤毛摆动受损，产生气道炎症，导致气道高反应性，造成慢性咳嗽迁延不愈，叫作呼吸道感染后咳嗽，这是引起学龄前儿童慢性咳嗽最常见的原因。

不常见的慢性咳嗽情况

慢性咳嗽常见呼吸道感染后咳嗽、咳嗽变异性哮喘和上气道咳嗽综合征。除此之外，还要注意区分其他疾病，比如胃食管反流性咳嗽，它的咳嗽特点是阵发性剧咳，多在饮食后出现或者夜间明显；由于孩子气管、支气管有异物，导致阵发性剧烈呛咳；或者是患百日咳，它是由百日咳杆菌引起的传染病，可以使孩子咳嗽很长时间。以上这几种不属于常见的慢性咳嗽，但也值得家长注意。

呼吸道感染后咳嗽

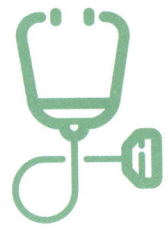

呼吸道感染后咳嗽的发病年龄偏小，多是0~6岁的学龄前儿童。3岁左右比较容易患上呼吸道感染，感染后咳嗽也就最多见。

什么是呼吸道感染后咳嗽

呼吸道感染后，引起呼吸道上皮细胞广泛脱落，气道黏膜损伤，导致纤毛柱状上皮细胞的鳞状化，气管对各种刺激，如冷空气、油烟、灰尘等，呈高度敏感状态，上皮下神经末梢暴露，神经肽释放增加，持续的气道炎症伴有气道高反应性，容易导致咳嗽不愈。

🔍 **症状轻微的孩子往往不需要治疗。**

呼吸道感染后咳嗽本身属于一种自限性咳嗽，一般在4~8周消失。但是要注意，频繁的咳嗽也会给孩子及家长带来生活、工作和心理上的不便。比如，慢性咳嗽会严重影响孩子及家人的生活质量；夜间咳嗽会影响孩子和家长的睡眠，容易感到疲乏、焦虑，影响学习和工作等。

🔍 **反复发作呼吸道感染后咳嗽，可以发展成咳嗽变异性哮喘或者哮喘病。**

呼吸道感染后咳嗽的孩子通常呼吸道都比较敏感。疾病的发生机制是感染后造成了气道的过敏反应，它在不同程度上与慢性咳嗽中的咳嗽变异性哮喘和典型哮喘具有类似特点，比如发病机制、病理改变和临床表现等。需要家长高度关注，必要时干预治疗。

呼吸道感染后咳嗽的特点

近期有明确的呼吸道感染病史；刺激性干咳或者伴有少许白色黏痰；咳嗽在晚上或者半夜最明显；常常因为吸入了冷空气、烟雾，或者在大哭大笑之后，咳嗽就会加剧。

这种咳嗽通常具有自限性，一般咳嗽一段时间，不需要治疗也能好。但是如果咳嗽时间超过了8周，就要进一步寻找其他原因。

治疗方法

对于咳嗽剧烈的孩子需要用药物及时控制咳嗽，目前比较好的方法是，让孩子雾化吸入激素治疗，或者口服白三烯受体拮抗剂、口服抗过敏药物，都会取得比较好的效果。至于是等待咳嗽自限性好转，还是积极给予上述治疗，要根据孩子咳嗽的严重程度，即咳嗽有没有对生活学习造成影响而决定。

止咳药的选取

临床上常用的止咳药分为镇咳药、祛痰药和平喘药三大类，可以在医生的指导下使用。

镇咳药：一般情况下不建议给孩子使用，如果一咳嗽就马上用镇咳药，有可能给孩子带来不良影响。镇咳药抑制咳嗽中枢不利于痰液排出。对于轻度而不频繁的咳嗽，只要将痰液或异物排出，就可以缓解咳嗽。

祛痰药：小孩的呼吸系统尚未发育完全，他会像成人一样咳痰，但容易滞留痰液。对于支气管炎、黏痰难以咯出，可优先选择含有氨溴索、愈创甘油醚、乙酰半胱氨酸、羧甲司坦、溴己新等成分的药物，都有祛痰化痰作用。

平喘药：平喘药能缓解气急、喘憋、呼吸困难的症状。这类药物主要用于治疗支气管哮喘、咳嗽变异性哮喘和喘息型支气管炎等。比如盐酸丙卡特罗、氨溴特罗等。

咳嗽治疗原则

轻微的咳嗽、偶尔咳嗽，不建议止咳治疗。

有痰的咳嗽关键在于祛痰，找到咳嗽的病因，及早对因治疗。

咳嗽加重，或有呼吸急促，要警惕肺炎的可能，要尽快就医。

清嗓子样的咳嗽，多为咽喉部感染或鼻后滴漏所致，不建议止咳治疗。

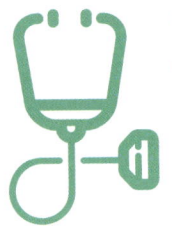

正确处理孩子的咳嗽症状

儿童呼吸道黏膜娇嫩,很容易被冷空气、过敏原、病毒、细菌等侵袭,出现咳嗽。家长要正确对待,正确处理孩子的咳嗽症状。

轻度咳嗽

如果孩子有轻咳,精神状态良好,没有发热、咳痰或其他症状表现,这种情况下,一般依靠自身抵抗力可以转好,甚至会不治自愈。

咳嗽并发热

如果孩子咳嗽时伴随体温升高,大多为急性上呼吸道感染,通常在体温恢复正常后仍会有几天的咳嗽时间,完全治愈需1周左右。如果是肺炎,咳嗽需要几周才能恢复。

咳嗽并有痰

借助咳嗽可以把呼吸道的一些黏液分泌物排出来,以保持呼吸道通畅。因此,当孩子咳嗽中带痰,不建议止咳。止咳药通常会抑制咳嗽反射而无法将痰排出,痰液贮留在呼吸道中容易引起继发性感染。如果孩子咳嗽得厉害,可以选用一些祛痰药。

季节性咳嗽

有部分孩子的咳嗽呈现季节性,如在秋冬、冬春季节转换时期发生咳嗽,无发热、脓痰症状,这就是季节性过敏性咳嗽反应,家长要注意了解孩子的过敏原,使用抗过敏药物,同时注意避免过敏原。

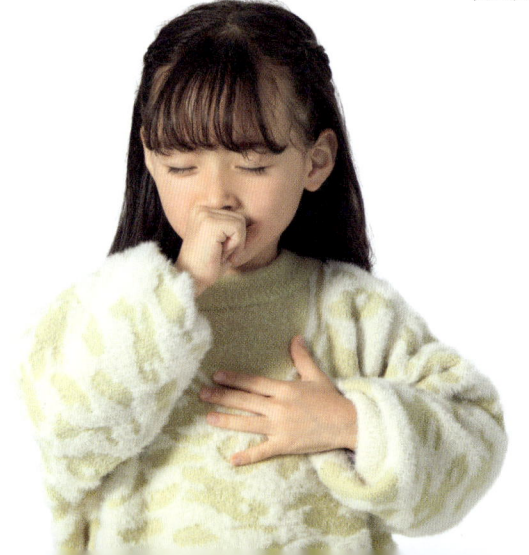

慢性咳嗽家庭护理

慢性咳嗽症状持续时间长，在这个过程中，作为家长需要注意一些生活细节，帮助孩子较快地好起来。同时，避免进一步发展成为哮喘。

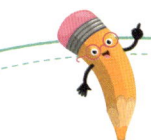

护理上要特别注意

孩子发病期间做好以下几点：

1. 避免到人多嘈杂的公共场所，有的家长很喜欢带孩子逛商场、超市，虽然是在室内，依然会存在过敏原。

2. 避免让孩子吸二手烟、三手烟，家长衣服上和嘴里的烟味儿足以使敏感的孩子出现咳嗽症状。

3. 要远离花草，尽量少去花草树木茂盛的地方，不要随便去闻花草。花粉季节，外出时戴上防花粉口罩。

4. 饮食上不要吃刺激性的食物，比如辣的、太甜的、冰的。

5. 居室通风后及时关上窗户，开车的时候摇上车窗。

6. 不去动物园，家中不养宠物，在小区里也要远离宠物。

鲍大夫温馨叮嘱

这里要纠正一个误区：很多家长认为，孩子咳嗽时，尤其是剧烈咳嗽时给孩子喂点水，咳嗽就能缓解了。其实，这种做法并不科学。剧烈咳嗽时给孩子喂水，容易造成呛咳，越小的孩子气管越短，呛咳对他们非常危险，在气道敏感的基础上会加重病情，造成再次感染。日常护理中，家长应该注意这一点。

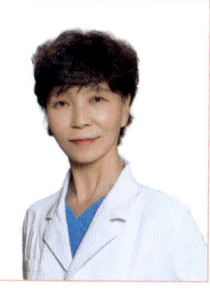

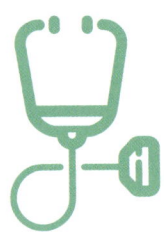

百日咳

百日咳是由百日咳杆菌引起的呼吸道传染病，传染性很强，其主要特征包括咳嗽逐渐加重、阵发性痉挛性咳嗽等，病程可持续两三个月，故名百日咳。

百日咳症状表现

1. 潜伏期

孩子在感染百日咳杆菌后，一般会有7~14天的潜伏期，随后出现典型的百日咳症状。

2. 临床病程可分为3期

痉咳前期：从发病开始至出现阵发性痉挛性咳嗽，一般为7~10天。开始症状类似感冒，如咳嗽、流涕、喷嚏、低热。2~3天后，咳嗽为突出表现，逐渐加重，渐呈痉咳状。

痉咳期：一般为2~4周或更久，出现明显的阵发性、痉挛性咳嗽。发作时，咳嗽成串出现，咳数十声，直到咳出痰液或吐出胃内容物，紧跟着深长吸气，发出特殊的高音调鸡鸣样吸气性吼声。

痉咳可反复多次出现，夜间咳嗽更严重。咳嗽剧烈时，可有大、小便失禁，双手握拳屈肘、双眼圆睁、面红耳赤、涕泪交流，头向前倾、张口伸舌、唇色发绀等，轻者一日数次，重者一日数十次，发作前一般无明显预兆。咳嗽虽然严重，但体温正常，如果出现身体发热，可能合并了其他病原感染。

恢复期：痉咳消失，咳嗽减少，病程一般2~3周。如果并发肺炎等其他病症，会迁延不愈，持续数月。愈后若遇到浓烟等刺激，或有呼吸道感染时，可以重复出现阵发性痉咳。

3. 新生儿和婴儿百日咳

新生儿和婴儿常无典型痉咳，缺乏鸡鸣样吼声，往往咳嗽数声后即出现阵发性憋气、青紫甚至惊厥。婴幼儿体质较弱，病情容易严重。

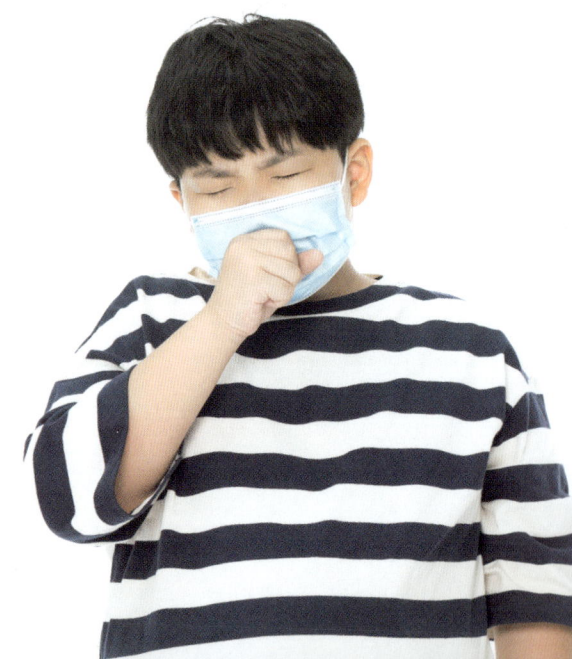

百日咳传播特点

百日咳病原菌会跟随飞沫传播，周围的人群很容易受到感染，引起发病。尤其是幼儿园、小学生宿舍等，容易发生流行感染。

传染源：感染者是唯一的传染源，包括非典型或轻型以及潜伏感染者，各年龄段均可感染。此外，由于疫苗的免疫力持久性较天然免疫差，青少年和成人中百日咳的发病和携带者明显增多，加之成人、青少年的发病症状一般轻微、不明显，这使得发病青少年和成人成为经常被忽视的主要传染源。

传染时间：百日咳的潜伏期是5~21天，平均7天。百日咳的患者从潜伏期到恢复期都有一定的传染性，而且在潜伏期末到病后2~3周传染性最强。

传播途径：主要是飞沫传播，感染者通过打喷嚏、大声说话、咳嗽等方式散播病原菌，易感者吸入百日咳杆菌而感染。还可以通过气溶胶来传播，感染者大声说话、咳嗽等飞溅出的飞沫，其中的小颗粒可以长时间悬浮在空气当中，如果所处的环境比较封闭，空气不流通，通过吸入空气当中的气溶胶而感染。

易感人群：人群普遍易感，但幼儿发病率最高。因为百日咳抗体不能通过胎盘，因此出生后的新生儿即可感染本病。年龄愈小，死亡率愈高，但患过百日咳后可获得持久性免疫力。

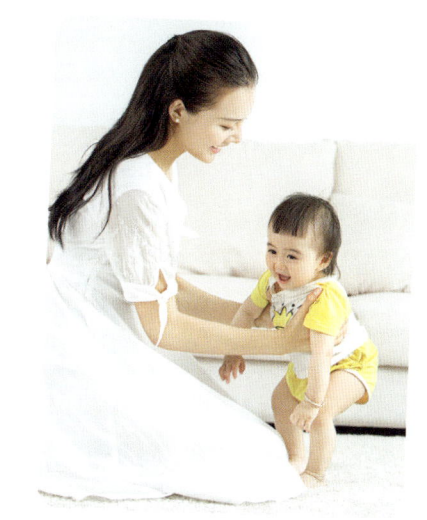

鲍大夫温馨叮嘱

百日咳多发生于5岁以内的儿童，根据监测数据，近年来百日咳病例呈上升趋势，而且越来越不典型，值得关注。家长要仔细观察孩子的咳嗽特点，给医生提供可靠的病史，与医生一起及早鉴别此病。

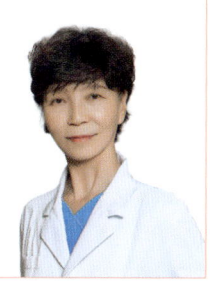

百日咳的治疗

一般治疗

按呼吸道传染病对患儿进行隔离，通常需要隔离至发病后21天。避免孩子受到刺激或哭泣而诱发痉咳。婴幼儿痉咳时可采取头低位，轻拍背。

对症治疗

适量应用化痰及吸痰护理保持呼吸道通畅，痰液黏稠可用雾化吸入。必要时给予镇静剂以减少患儿因恐惧、烦躁诱发痉咳。

抗生素治疗

百日咳由感染百日咳杆菌引起，许多抗菌药物对百日咳杆菌具有抑制作用，其中以大环内酯类如红霉素、阿奇霉素、罗红霉素等抗生素最常应用。百日咳杆菌对红霉素敏感，治疗时首选红霉素，每日30~50毫克/千克体重，14天为一个疗程。红霉素可能导致孩子胃肠道不良反应，可以酌情选用罗红霉素、阿奇霉素代替治疗。

呼吸支持

依据病情采用鼻导管、面罩吸氧等进行呼吸支持。当病情危重出现呼吸衰竭时，并经吸氧、鼻塞正压通气无改善，有反复呼吸暂停伴心率下降需频繁复苏时，应当予气管插管机械通气。

中医治疗

百日咳在中医辨证中称为"顿咳"。本病以泻肺清热、化痰降逆为基本原则，治疗要分期而论，初咳期要温散宣肺止咳、疏风清热；痉咳期要涤痰降气、泻肺清热；恢复期要养阴润肺、益气健脾。稍大一点的儿童可尝试中西医结合治疗。

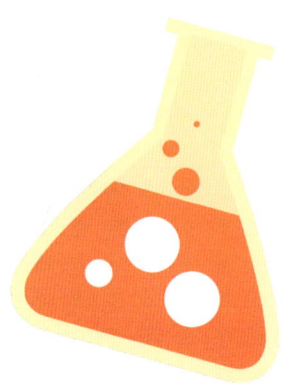

百日咳的预防

各年龄段均可感染百日咳，但年龄越小，感染该病的后果越严重。婴儿百日咳较年长儿更容易出现并发症。孩子平时抵抗力比较弱的，加上百日咳容易传染，家长要做好预防护理工作。

生活卫生

百日咳通常是通过飞沫传播的，以婴幼儿发病居多。预防百日咳，在个人层面，保持手部卫生和接触物消毒是至关重要的。在日常生活中，由于百日咳杆菌对外界抵抗力较弱，建议家长每日室内通风换气，经常将衣物、床单等在阳光下暴晒。家长尽量避免自己和孩子与患百日咳及有咳嗽症状的患者近距离接触，从而减少感染百日咳杆菌的风险。

疫苗接种

接种百日咳疫苗是预防百日咳的最重要措施。接种疫苗虽然不能获得持久的免疫力，但它仍是预防和控制百日咳最有效的手段。

所有儿童接种5次疫苗。婴儿出生后2~3个月接种一次疫苗进行基础免疫，并且要每间隔一个月再接种一次疫苗，连续肌肉注射三次。15~18个月及4~6岁，再各注射一次疫苗，进行加强免疫。

没有接种过疫苗的11~18岁的孩子在11~12岁及13~18岁接种2次疫苗。

建议未接种过百日咳疫苗的成年人加种疫苗。无论之前有无接种史，建议孕妇在怀孕27~36周之间加种1次疫苗。

接种疫苗后的百日咳儿童： 接种过百日咳疫苗的儿童不能确保不罹患百日咳。针对6岁以下儿童，如果他们再次患百日咳会表现如下特征：

1. 咳嗽的时间缩短了一半。平均约30天。

2. 减少了约一半出现呼吸暂停、缺氧发绀等严重症状的概率。无论病程、还是疾病的严重度都会大幅度减少。

药物预防

对免疫力低下又有百日咳接触史的儿童酌情给予药物预防。

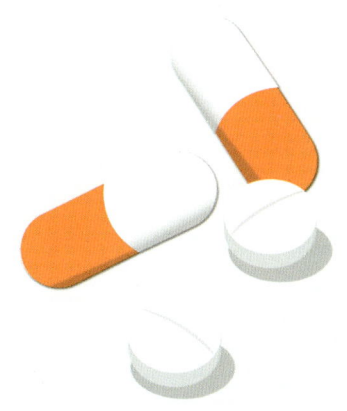

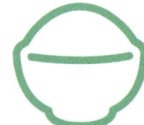 ## 饮食建议

长时间咳嗽的孩子,呼吸道比较敏感。刺激性的食物和气味可能会引起咳嗽。家长可以为孩子准备一些清淡、易于消化的食物,通过食疗让孩子的病症得到一点缓解。

慢性咳嗽饮食宜忌

宜

- 患儿要营养均衡,多吃富含维生素的新鲜水果和蔬菜,口味要清淡一些,如粥类、烂面片、疙瘩汤等。小儿慢性咳嗽治疗时间较长,不能天天只喝粥,要增加蛋白质的摄入,如瘦猪肉、鸡蛋等。

- 应给予充足的水分及热量。孩子摄入足够的水分有利于维持呼吸道黏膜的湿度,利于咳嗽治愈。

- 食欲不佳的孩子,家长可以熬煮山药粥给孩子食用,山药具有健脾胃、补肺气的作用。

忌

- 忌辛辣食品,如大葱、姜、蒜、茴香、辣椒、花椒、肉桂、巧克力、咖啡等对气管黏膜有刺激作用。

- 忌食燥热上火之物,如辛温热性的蔬菜及水果。

- 忌食厚味油腻食品,这类食品易损伤脾胃,使孩子脾胃纳运化功能失常,加重现咳嗽有痰的现象。如果对海鲜类食物敏感,应减少摄入。同时也不要吃过咸、过甜以及油炸的食物,酸性过高的食物也尽量避免食用。

- 生冷食物损伤脾胃,导致脾胃运化失调而使机体康复功能减弱,并且使痰量增多,如棒冰、冰冻汽水、冰激凌,这些食品不要吃。

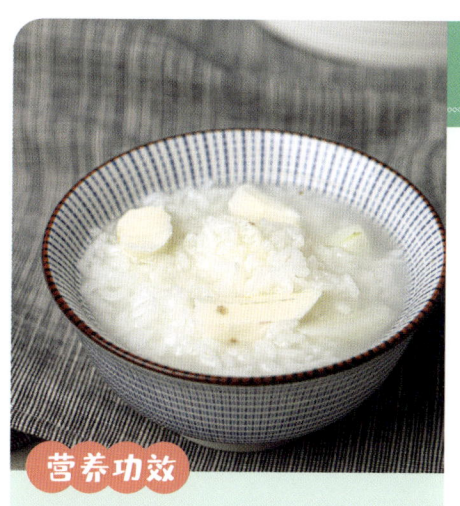

山药粥

原料:大米 50 克,山药 30 克,白糖适量。

做法:

1. 大米洗净,用清水浸泡 30 分钟;山药洗净,削皮后切块。

2. 锅内加入清水,将山药放入锅中,加入大米,同煮成粥。

3. 待大米绵软,再加适量白糖调味,煮片刻即可。

营养功效

山药作用缓和,补气而不滞,以补脾胃、补肺气的功效最为显著,适用于脾胃虚弱、慢性咳嗽的孩子。

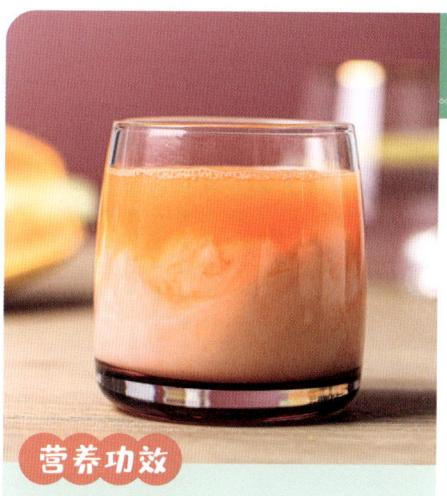

牛奶木瓜汁

原料:木瓜 100 克,香蕉 1 根,牛奶 200 毫升。

做法:

1. 木瓜洗净、去子、去皮,切块;香蕉去皮,切块。

2. 把切好的木瓜和香蕉放入榨汁中搅打成汁,加入牛奶拌匀即可。

营养功效

这道饮品不仅能补充水分,还能补充丰富的维生素,提高免疫力、预防咳嗽。

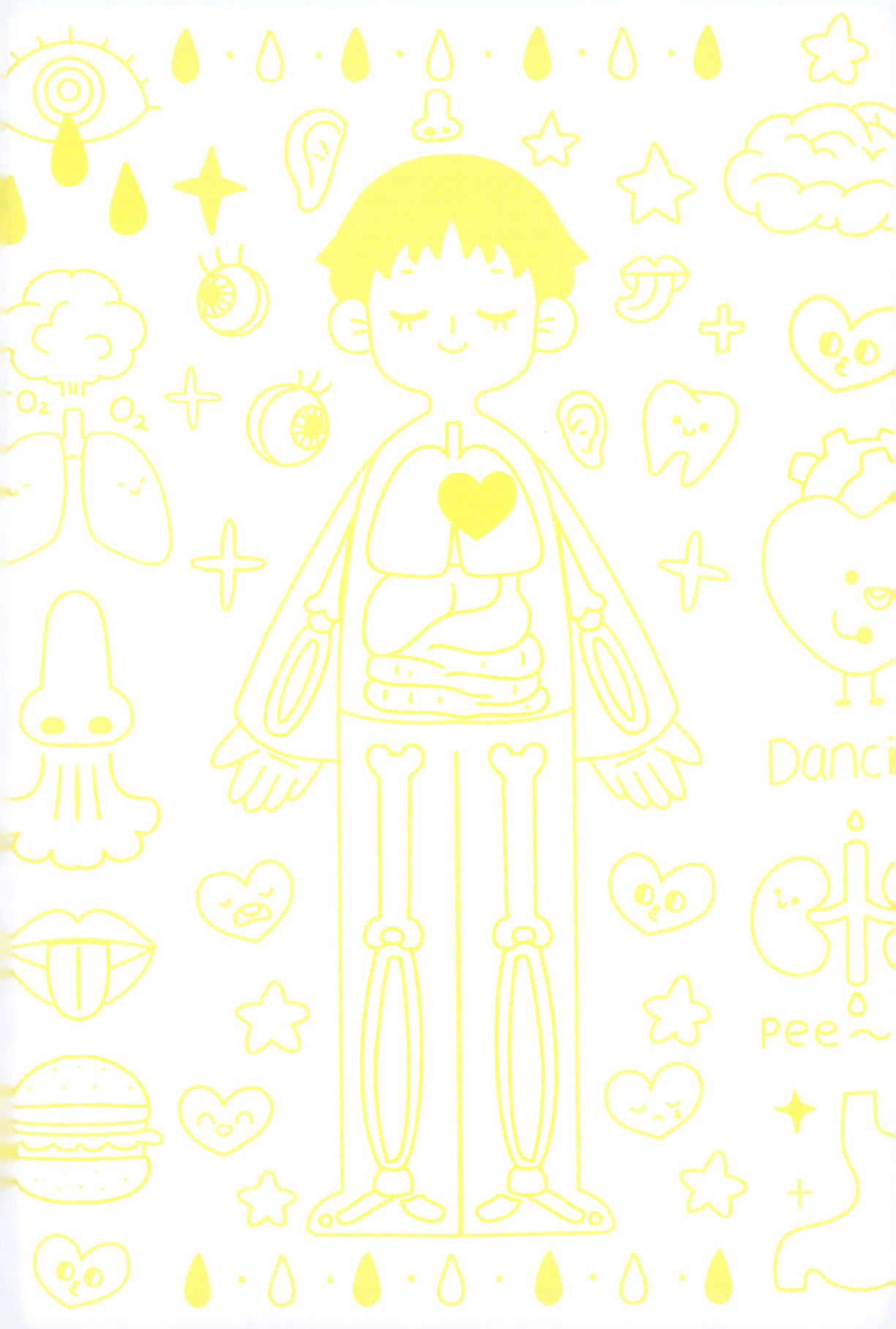

第十二章

水痘、麻疹、猩红热

水痘、麻疹、猩红热，这三种疾病，共同点是都会有发热、出皮疹的特点，也都是常见的儿童呼吸道传染病。它们主要通过飞沫传播，比如咳嗽、打喷嚏时容易传染给其他人。一般在冬春季节发病比较多，一旦发病，容易在幼儿园、小学等孩子们集体生活的环境中迅速传播。

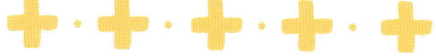

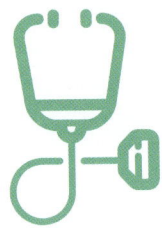

水痘

水痘是一种急性传染病,由水痘—带状疱疹病毒引起,主要感染2-10岁的儿童及免疫力低下人群,感染后会出现全身性的斑疹、丘疹及结痂疹。

水痘的症状表现

孩子感染病毒后不会立即发病,需要经历10~21天的潜伏期,开始发病后会出现身体疲倦、乏力、发烧等症状,感染痊愈后可获得持久免疫。

🔍 **典型水痘分为疹前期和出疹期。**

疹前期:起病急,开始时发热,烧的温度一般不高,在38℃左右。有咳嗽、流鼻涕、厌食等迹象。

出疹期:发烧后1~2天会出皮疹。整个病程1~2周。

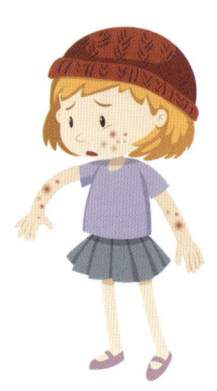

🔍 **出疹特点:孩子得了水痘,出皮疹有一定的规律。**

从出现疹子的部位看,最先出现的地方往往是头皮、面部,然后是前胸、后背、四肢手脚。躯干皮疹多,脸部、四肢较少。

从疹子的形状看,刚开始时,皮疹看上去是红色的斑疹,逐渐突出皮肤表面变成丘疹,然后发展成充满透明液体的水疱疹,最后水疱破溃,形成结痂疹。所以在孩子身上,往往可以同时看到不同时期的红色斑疹、丘疹、水疱疹、结痂疹。

几种皮疹可同时存在,出疹时可伴有瘙痒、食欲减退、乏力等症状。

重症水痘:对于免疫功能低下的患儿可发生重症水痘。表现为持续高热,全身中毒症状,皮疹多且易融合成大疱型或出血性水痘。

水痘的传播特点

传染源：水痘的传染源是水痘患者。水痘病毒存在于病变皮肤黏膜组织、疱液以及血液中，可经鼻咽分泌物排出体外，患病儿童从出疹前1~2天到结痂期都可传播病毒。病后获得持久免疫，但可发生带状疱疹。易感儿童接触带状疱疹患者，也可能发生水痘。

传播途径：主要通过飞沫传播，以及接触感染者的疱液或被疱液污染过的物体。在近距离、短时间内也可通过健康人间接传播。

传播特点：水痘是由水痘—带状疱疹病毒感染引起的，人是其唯一自然宿主。该病毒在体外抵抗力弱，对热、酸和各种有机溶剂敏感，不能在痂皮中存活。

易感人群：人群普遍易感，学龄前儿童发病最多。6个月以内的婴儿由于获得母体抗体，发病较少。2~10岁儿童发病率最高，20岁以后发病率小于2%。

孕妇分娩前1周患水痘会传染给婴儿，婴儿一般在出生后10天内发病。

流行特征：全年均可发生，冬、春季多见。该病传染性很强，易感者接触患者后约92%发病，幼儿园、小学等儿童集体机构易引起流行。

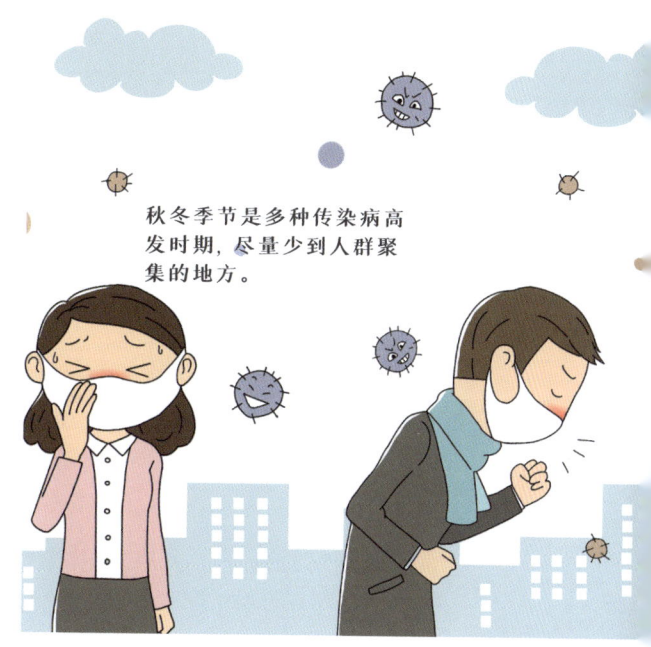

秋冬季节是多种传染病高发时期，尽量少到人群聚集的地方。

鲍大夫温馨叮嘱

冬季常见的传染病包括：流行性感冒、麻疹、水痘等，其传播途径大多通过呼吸道飞沫散播传染。秋冬季要减少去人群聚集的地方，增强自身免疫力，远离呼吸道传染病。水痘发病时，孩子会感到皮肤瘙痒难耐，家长要做好孩子的皮肤护理，帮助孩子渡过难关。

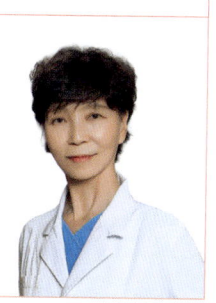

水痘的治疗方法

水痘无特效治疗，早期主要是对症处理以及预防皮肤继发感染。注意保持皮肤清洁，避免搔抓水痘。

> 🔍 **水痘是一种自限性疾病，大部分孩子不需要特殊治疗。**

一般治疗：水痘康复有一段过程，药物并不能控制起痘。从发病到第 4 天，水痘基本全部发出，第 6 天开始结痂，7~10 天就会自己痊愈。通常不用担心留下疤痕。但水痘患儿要注意保持皮肤清洁，避免继发细菌感染。皮肤瘙痒明显的时候，可以用炉甘石洗剂外涂止痒。

孩子得了一次水痘后，一般都会终身免疫，也就不会再得水痘了。水痘不需要特别治疗，但是预防和护理非常重要。

抗病毒治疗：对于免疫能力低下的水痘患者、新生儿水痘等严重病例，可根据病情酌情采取抗病毒药物治疗。阿昔洛韦是治疗水痘最常用的药物，一般应在皮疹出现 48 小时内开始，口服或静脉滴注该药物，疗程为 7 日或直至 48 小时无新的皮损出现为止。也可加用干扰素，可抑制病毒的复制。

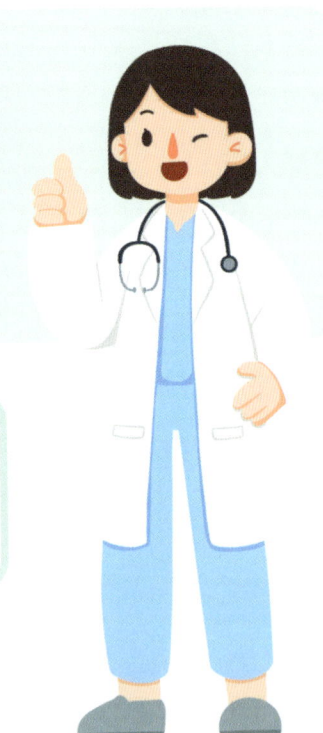

并发症治疗：继发感染者可外用抗菌素软膏，水痘继发细菌感染时可选用抗生素。忌用皮质类固醇激素，以防止水痘泛发和加重。

水痘与带状疱疹

水痘是由水痘—带状疱疹病毒感染引起的，这种病毒进入人体后通过血液入侵上皮细胞，使细胞肿胀，积累的组织液顶出皮肤，形成水疱，出现在身体各个部位。这就是儿童期的水痘症状，少数成年人也可能会得。

🔍 水痘－带状疱疹病毒具有潜伏性。

水痘痊愈之后，引起水痘的病毒不一定会被身体完全清除掉，它可能会潜伏在身体的神经根节部位，但此时病毒并不会造成危害。

随着年龄增长到了成年期，如果身体免疫功能下降，这个病毒可能会通过轴突重新来到皮肤细胞中，诱发带状疱疹，这就是带状疱疹疾病。

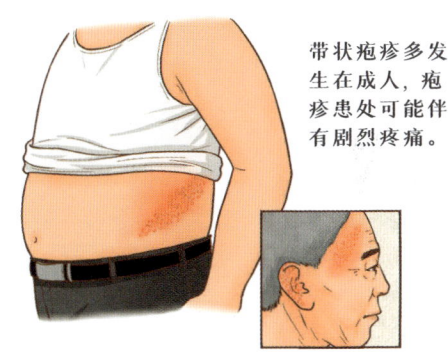

带状疱疹多发生在成人，疱疹患处可能伴有剧烈疼痛。

🔍 水痘－带状疱疹病毒具有嗜神经性。

带状疱疹多发生在成人，是潜伏在体内的水痘－带状疱疹病毒再次活跃所致。带状疱疹不具有传染性，疱疹一般会在2~4周之后消失。由于病毒沿神经扩散，在神经元中大量复制的过程中，会破坏神经，造成神经节、神经根和周围神经出现纤维化，这就导致带状疱疹发病时，患处会感受到剧烈疼痛。

根据人体免疫状况，不同的带状疱疹后神经痛患者疼痛持续时间不同，随着年龄的增长而增加。

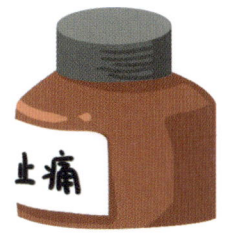

🔍 在发疹后的 1~3 日内尽快采取抗病毒药物治疗。

抗病毒治疗能够有效防止皮损扩散和带状疱疹后神经痛的发生。如果错过有效时机，出现带状疱疹后神经痛，就只能使用止痛药来缓解疼痛。

水痘的家庭护理

家长要正确处理孩子身上的痘，减轻孩子不适的感觉，避免留有疤痕，通过科学的护理帮助孩子顺利抵抗过去，使水痘尽快自愈。

居家做好隔离消毒

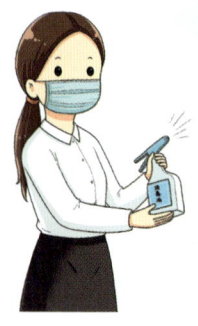

水痘的传染性很强，经常在集体机构中暴发。孩子得了水痘，最好居家隔离不少于 2 周，直到皮疹全部结痂。生病期间，衣着应宽松，勤换衣服，穿纯棉的内衣、内裤，柔软透气的衣服，被子也要选择透气、轻薄、柔软的材质，避免孩子的皮肤长时间处于闷热潮湿的环境中。

孩子接触的物品可能带有水痘病毒，所以要定期给孩子的物品消毒，如将孩子用的碗、换下来的衣服、铺过的床单、被罩用开水烫一下消毒后再清洗。孩子不要和大人共用个人物品，吃饭时分餐，避免混用碗筷。

做好出疹护理

水痘一般不会留疤，但水痘的疱壁非常易破，一旦抓破后，会引起继发细菌感染，导致皮损难以愈合，甚至后期留疤。家长要及时给孩子修剪指甲。对年龄较小的孩子，可以给孩子戴上手套，避免孩子抓破水疱，皮肤感染。

水疱没有破溃前，孩子皮肤瘙痒难受，可以使用炉甘石洗剂帮孩子缓解瘙痒。瘙痒比较严重的，还可以在医生指导下口服抗组胺药物止痒。如果皮疹破了并继发细菌感染，需要保持皮肤干燥，可以涂抹百多邦或红霉素等抗生素软膏。

注意保持皮肤清洁，每天用温水轻擦皮肤，不要用肥皂水擦拭。

及时退烧

水痘的症状之一是温和的发烧。孩子发烧一般不超过 38.5℃。水痘扩散期间开始发烧，水痘消失时便退烧。孩子状态好的情况下，只需让孩子多喝热水即可，可以用冰枕、毛巾擦拭等物理退烧法，擦拭退烧时注意避开出疹的地方。

做好营养供应

患水痘的孩子精神状态会受影响，出现全身倦怠。这时，可以给孩子做一些好消化的、富有营养的、比较清淡的食物。避免辛辣刺激性食物，一切发物都不可以吃，如海鲜、牛羊肉等。保持口腔清洁。

水痘预防

水痘减毒活疫苗能有效预防儿童发生水痘，其保护率可达到 85%~95%，疫苗能够保护孩子不得水痘，如果接种了疫苗仍然发病，疫苗也能保护孩子不会因为得水痘而引起一些并发症。凡没有水痘史的儿童、青少年及成年人都应该接种，一般无不良反应。

不宜接种：患有皮炎、化脓性皮肤病、严重湿疹的儿童不宜接种；严重营养不良、先天性免疫缺陷、严重佝偻病的儿童不宜接种；有荨麻疹、哮喘等过敏体质的儿童不宜接种。

避免接触，防止感染：水痘高发时期，家长应尽量少带孩子去医院及其他公共场所，避免孩子接触水痘或带状疱疹病人，以防感染水痘。保持适宜的温度和湿度，注意通风。

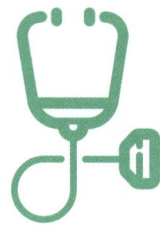

猩红热

猩红热是由于 A 组 β 型链球菌引起的一种急性传染病，人群对链球菌普遍易感，相对来说儿童发病率比较高，该病多发生于冬、春两季。猩红热需要积极预防。

猩红热的症状表现

猩红热是一种由细菌感染所造成的急性呼吸道传染病。猩红热的潜伏期通常为 2~7 天，易感人群是 2~10 岁的儿童。一般感染后 2~5 天发烧，发烧的同时，24 小时内开始出现皮疹。从耳朵背后、脖子周围开始，很快到前胸、后背、手臂至全身，整个过程大概 1 天的时间。

发热：得了猩红热后孩子的体温能到达 39℃左右，还可能会有头疼、浑身不舒服、食欲不振等症状。

急性咽扁桃体炎：表现为咽痛，咽部明显充血、水肿，腺窝处覆有点状或片状黄白色脓性渗出液。软腭有时可见豆粒状小点。

全身弥漫性红疹：猩红热的皮疹也是比较有特点的，全身皮肤的皮疹非常密集，像是"鸡皮"一样。疹子与疹子之间没有正常皮肤，用手压一下皮肤，红色可以暂时消退几秒钟，留下白色的手印，松开手几秒钟后又变成红色皮肤。在皮肤有皱褶的地方，比如腋窝、肘窝，这些地方的皮疹比较密集，看起来像一条线，称为"帕氏线"。

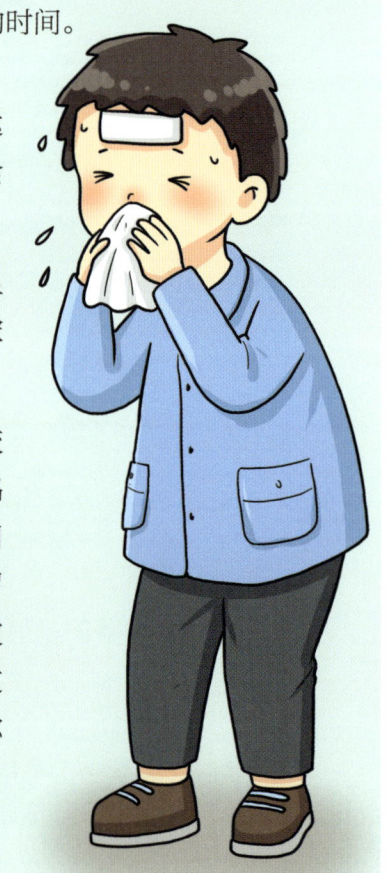

口周苍白圈： 孩子脸部会充血，但是嘴巴和鼻子周围相比较显得苍白，形成一个白白的圈，就叫"口周苍白圈"。

杨梅舌： 在生病初期，孩子的舌头上会有一层白色的舌苔，舌苔比较厚，呈明显的灰白色，舌乳头红肿，突出于白苔之上。2~3天之后白苔慢慢脱落，舌头变得光滑，但颜色发红，舌乳头仍然突起，看上去像是杨梅，又叫"杨梅舌"。

疹退后脱屑： 皮疹一般在48小时内达到高峰，2~4天可完全消失。重症者可持续5~7天甚至更久。1周内皮疹会按照出疹的先后顺序开始消退。皮疹基本消失后，体温也会逐渐降下来。疹子消退一周内会开始脱皮，躯干多为糠状脱皮，手掌足底皮厚处多见大片膜状脱皮，甲端多为皲裂样脱皮。脱皮会持续2~4周，脱完之后不会有色素沉着。

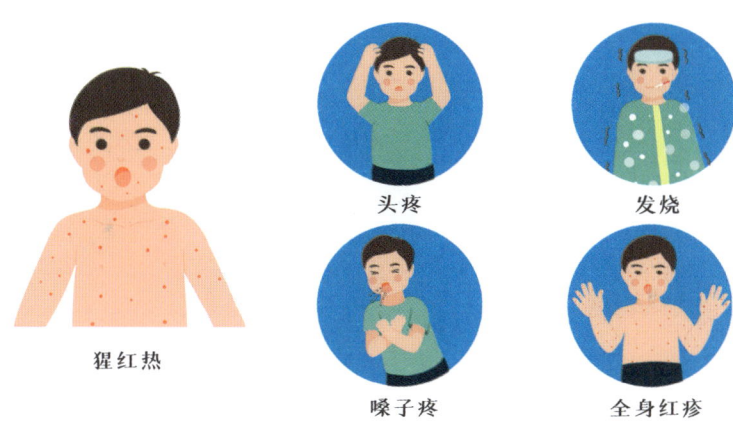

猩红热　头疼　发烧　嗓子疼　全身红疹

鲍大夫温馨叮嘱

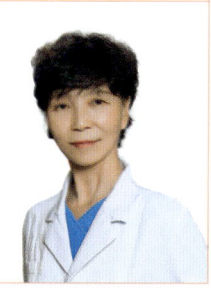

猩红热常发于冬、春季节，属于急性呼吸道传染病。家长在发现孩子可能是猩红热的情况下，及时到医院就诊，遵照医嘱足量足疗程地使用抗生素。患猩红热的孩子大部分经过治疗后都能够痊愈。患病期间还应密切观察，避免发生并发症。

猩红热的传播特点

传染源：猩红热的患者是主要的传染源，尤其是已经出现咽峡炎症状的患儿，他们在咳嗽时会排出大量的细菌。患儿发病前 24 小时至出疹期传染性最强。在猩红热流行期间，健康儿童也可能是细菌携带者，带菌率可达 25%，无症状感染者咽部带菌率为 15%~50%。

传播途径：主要通过鼻咽部分泌物、飞沫、空气进行传播。少数孩子通过接触感染者的皮肤创伤处也会受到感染。病毒也可通过污染玩具、用具、食物等间接方式传播。

易感人群：人群普遍易感，但是多发于 2~10 岁的儿童。感染后机体可获得免疫力，再次感染链球菌病毒后，可不引起猩红热样皮疹。

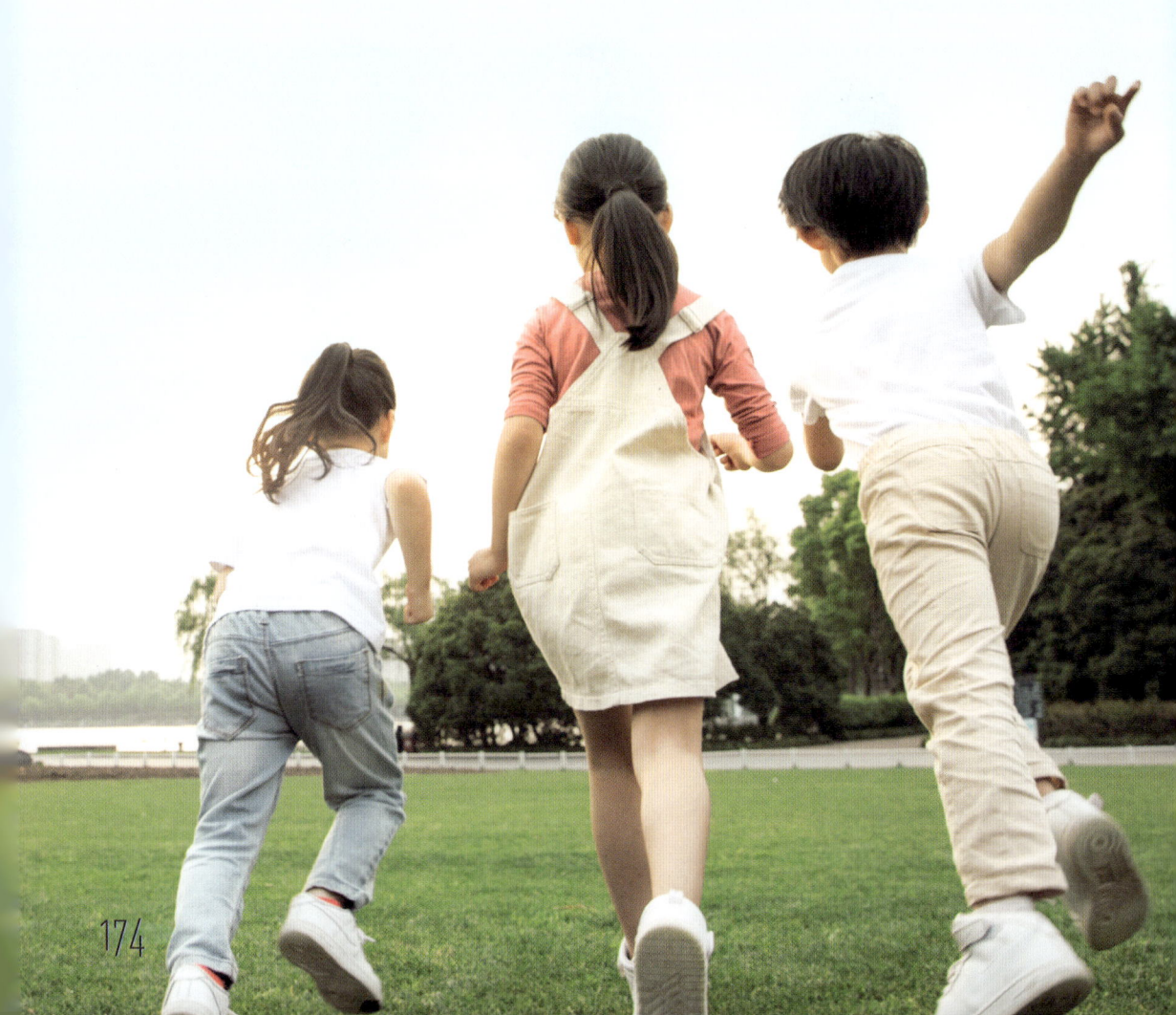

猩红热的治疗护理

猩红热常发生在 10 岁以下的儿童中,一年四季均可发生,但主要发生在春季,家长要做好护理工作和预防工作。

抗生素治疗

猩红热是由 β 型链球菌感染引起的,治疗时需要使用抗生素,而且一定要用够疗程,一般用 7~10 天,比如青霉素类或者头孢霉素类。如果孩子对青霉素或头孢菌素过敏,可以选用红霉素、阿奇霉素等。抗生素具体怎么用,家长要听医生的建议。病情重的儿童可以考虑静脉应用抗生素。

需要家长重视的是,猩红热是由链球菌感染引起的,而链球菌感染后身体会产生免疫反应,可能引起心脏、肾和关节的病变,也就是说,猩红热痊愈后要注意孩子是否出现心肌及肾脏的损伤。

因此,在猩红热痊愈 1 周以后,家长要带孩子去医院检查心电图和尿常规,排除心脏、肾脏损伤。

进行隔离

已经患猩红热的儿童一定要按照医生要求进行隔离,避免外出,避免与其他小朋友接触,这样才能够切断传播途径,降低其他孩子患猩红热的可能性。家人在护理孩子时应戴口罩,消毒用具。如果孩子感染了猩红热,对于他接触过的餐具、杯子等要及时进行消毒处理。

注意休息

在猩红热的护理上,特别需要重视让孩子尽量卧床休息,学龄儿童不要怕耽误学习。卧床休息可减少体能的消耗,降低并发症发生的概率。

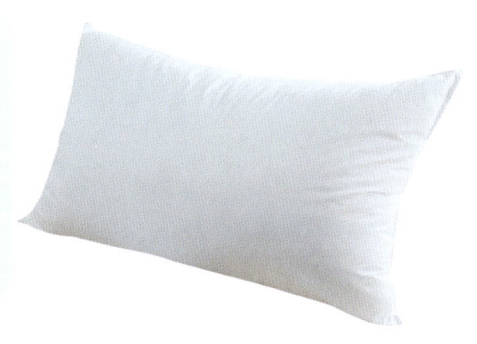

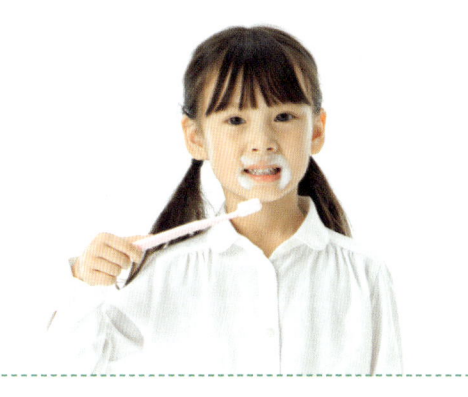

提高孩子的免疫力

良好的睡眠和全面的营养是提高孩子免疫力的关键。此外，还要加强体质，多多锻炼身体。饮食以清淡、少油为宜，如菜粥、牛奶、蛋汤等。平时要注意多喝水，以增加排尿的次数，有利于病毒的排出。

口腔护理

患猩红热扁桃体会肿大，咽喉肿痛，而且细菌多集中在咽部，所以保持孩子口腔的清洁很重要，年龄小的孩子可以用药棉蘸温盐水擦拭口腔。

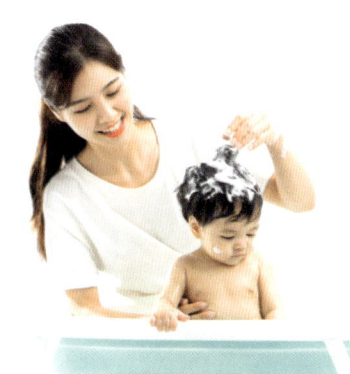

远离传染源

儿童为猩红热易感人群。对于猩红热的预防，避免与患病儿童接触非常重要。少带孩子去公共场所及人员密集的场所，尤其是在猩红热流行的冬春季节，减少去人群拥挤、空气流通不畅的场所，实在要前往的情况，可以佩戴口罩加以防护。

皮肤护理

对孩子的皮肤进行护理很关键。出疹时，皮肤瘙痒难耐时不可抓挠，一旦抓破会引起皮肤感染。所以家人应常给孩子用温水擦洗皮肤，帮助止痒，并将孩子的指甲剪短。皮疹退后会出现皮肤脱屑，有痒感，注意不要用手剥脱皮屑，以免使皮肤损伤，引起重复感染。

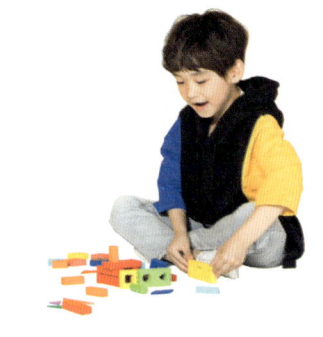

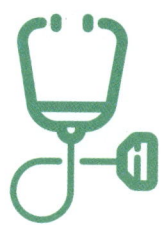

麻疹

麻疹是由麻疹病毒引起的急性呼吸道传染病，同样在冬春季节比较多发，尤其是 1~5 岁的孩子更容易患病。

典型麻疹的症状表现

潜伏期

孩子感染麻疹病毒后，会有 6~18 天的潜伏期，这个时期，孩子可能没有任何症状。有的孩子体温有可能会轻度上升。

前驱期

潜伏期过后，开始出现类似感冒的表现，为 3~4 天。

发热：大多为中度以上，热型不一。随着孩子发烧 2 天左右，嘴里的颊黏膜上可以看到多个大小不超过小米粒的灰白色小点，叫作"麻疹黏膜斑"。发烧 3~4 天的时候，孩子的体温突然升高，达到 40℃左右。

上呼吸道感染症状：咳嗽、流鼻涕、流眼泪、咽部充血等症状，眼睛的症状往往更突出一些，如结膜发炎、眼睛怕光等，我们把这些表现叫作"卡他症状"。

麻疹黏膜斑：这是麻疹早期的特异性体征，会在发疹前 1~2 天出现，表现为灰白色小点，外有红色晕圈，出现在下臼齿的颊黏膜上，1 天内会迅速增多。黏膜疹在皮疹出现后即逐渐消失，可留有暗红色小点。

其他的症状：全身不适、食欲减退、精神不振等。婴儿可有消化系统症状。

出疹期

在发热后 3~4 天出现皮疹。出疹期间症状加重，伴有嗜睡或烦躁不安，严重者有抽搐，体温可突然升高至 40~40.5℃。

出疹规律：疹子一般先出现在发际、耳朵后边、脖子，24 小时内向下发展遍及脸上、前胸后背处，最后是上下肢。皮疹开始时分布比较稀疏，疹子与疹子之间的皮肤是正常的，没有痒感，皮疹颜色发红，像小疙瘩一样是凸起的丘疹。以后部分皮疹融合成片，颜色加深呈暗红色。

恢复期

出疹 3~4 天后皮疹开始慢慢消退，体温也逐渐降下来。皮疹消退的顺序与出疹的顺序是一样的，皮疹消退之后会留下像糠麸一样的脱屑，有色素沉着，7~10 天会痊愈。

非典型麻疹的症状表现

轻型麻疹：与典型麻疹相似，只是症状较轻。主要特点为全身症状良好，皮疹稀疏，疹后无色素沉着或脱屑。轻度卡他症状，无麻疹黏膜斑。

重型麻疹：多见于营养不良、免疫力低下继发严重感染者。持续高热，体温在 40℃ 以上，有全身中毒症状，并伴有惊厥。皮疹大片融合，呈出血性。麻疹合并肺炎是重型麻疹最常见的并发症，此外还包括中耳炎、心肌炎、脑炎等。

异型麻疹：主要见于接种过麻疹灭活疫苗或减毒活疫苗，但再次感染麻疹病毒者，表现为持续高热，伴有四肢水肿。皮疹不典型，出疹顺序不规律，临床较为少见。

麻疹的传播特点

🔍 病原体：麻疹是因为儿童感染麻疹病毒导致的。

麻疹病毒在体外生存能力弱，不耐热，对紫外线和消毒剂均敏感。飞沫中的麻疹病毒在室内可至少存活 32 小时，但在流通的空气和阳光下，30 分钟就会失去活力。

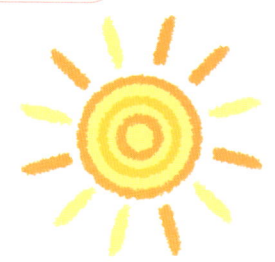

🔍 传播途径：病毒通过呼吸道传播。

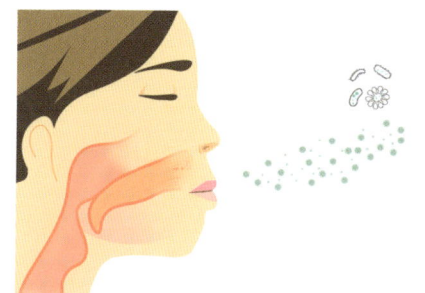

麻疹患者是唯一的传染源。病毒在感染者呼吸道大量繁殖，经过感染者呼吸、咳嗽排出体外并悬浮于空中进行传播。与感染者密切接触或接触到感染者的咽鼻分泌物，也会受到传染。一般病愈后可获得终身免疫。

🔍 易感人群：对麻疹病毒缺乏免疫力的人群都是麻疹的易感人群。

麻疹易感人群主要是没有及时接种疫苗的婴幼儿。婴幼儿出生后体内有来自母体的对麻疹病毒的抗体，可以避免受到感染。但这些抗体一般会在婴儿出生后的 8 个月内消耗掉，因此 8 月龄以前没有接种疫苗的婴幼儿，受感染的概率增加。

有些儿童在接种麻疹减活疫苗后，逐渐对麻疹病毒的免疫力下降或者消失。因此在孩子第 1 次接种疫苗后至 18~24 月龄第 2 次接种麻疹疫苗期间，是麻疹好发的高峰年龄。免疫机制受损的儿童容易感染麻疹病毒而发病。

🔍 发病时间：发病季节以冬春季为主。

麻疹一年四季均可发生，3~5 月是麻疹发病率较高的时期。麻疹的传染性在出疹前后 5 天最强，在麻疹感染后的整个病程都具有传染性。

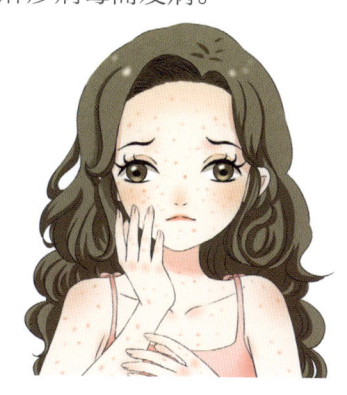

麻疹的治疗护理

麻疹具有较强的传染性，家长在发现孩子出疹后应该立刻去医院确诊，并且暂时停课在家休息，以免引起麻疹在学校内暴发流行。

药物治疗

麻疹目前没有特效抗病毒药物治疗，一般7~10天之后可以自愈。营养不良和免疫力低下的儿童，麻疹感染后容易引起严重的并发症。

通过接种麻疹疫苗可以极大地预防麻疹。由于孩子一般都会注射麻疹疫苗，所以现在得麻疹的孩子也逐渐少了。

控制发烧

如果孩子出现高热，可以使用布洛芬或对乙酰氨基酚来退烧，不得使用其他退热药物。

饮水注意：确保孩子大量喝水，减少脱水的风险。大量饮水有助于减轻发热和咳嗽所致的咽喉部不适。

皮肤干燥

保持宝宝的皮肤清洁、干燥，预防继发感染。洗澡用清水，水温略高于体温（37~38℃）即可，出疹期间不要使用洗发露和沐浴液。

眼睛护理

有的孩子得了麻疹后眼睛怕光，所以房间内的光线要柔和，最好拉上窗帘或调暗灯光。使用浸湿的棉签清除孩子眼皮和睫毛上出现的硬皮。

鲍大夫温馨叮嘱

接种麻疹疫苗是预防麻疹最重要的手段。孩子出生后8个月第一次接种麻疹疫苗，18~24月龄时要完成第2次疫苗接种。麻疹疫苗属于我国强制性计划免疫的一部分，当地的妇幼保健机构会提醒您进行定期接种，并且不会收取任何费用。

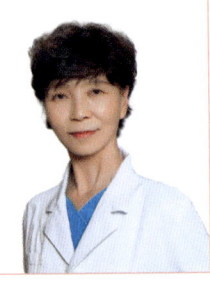

麻疹常见并发症

麻疹除了持续几天的高烧和咳嗽之外,还要特别注意它的并发症,如喉气管支气管炎、肺炎,一旦发现有并发症,要及时去医院治疗。

肺炎:麻疹最常见的并发症就是肺炎,多见于 5 岁以下患儿,占麻疹患儿死亡原因的 90% 以上。麻疹继发的肺部感染较严重,病原体可为混合感染,表现为病情突然加重、咳嗽、咳脓痰。继发性肺炎常见于营养不良或免疫力低下的儿童,预后较差。

喉炎:麻疹病毒可以导致整个呼吸道炎症,感染麻疹病毒的儿童往往会表现出轻度喉炎。如果继发细菌感染,儿童喉部会有明显水肿,分泌物增多、发音嘶哑、犬吠样咳嗽、吸气性呼吸困难等症状。

心肌炎:2 岁以下婴幼儿患麻疹后易出现心肌病变,症状轻者表现为气促、烦躁,听诊心音低钝、心率快。重者可出现心力衰竭。

脑炎:麻疹导致的神经系统感染,是麻疹感染最严重的并发症。麻疹患脑炎的发病率极低,为 1%~2%,大多发生在出疹后的 2~6 天,表现为抽搐、惊厥、谵妄等神经症状,与麻疹轻重无关。

营养不良和维生素 A 缺乏:由于在麻疹发病过程中,孩子体温持续高热,加上食欲不振以及护理不当,容易导致营养不良和维生素缺乏,尤其是维生素 A。研究表明,麻疹感染者体内维生素 A 浓度与麻疹症状的严重程度呈负相关。如果孩子已经缺乏维生素 A,加之感染麻疹病毒,容易出现眼干燥症,严重时出现视力障碍。

水痘、麻疹、幼儿急疹、猩红热诊断表

水痘的症状相对比较轻微，发烧的温度不那么高。皮疹有"四世同堂"的特征，也就是斑疹、丘疹、水疱疹、结痂疹都有，而且非常痒。

麻疹的特点是连续发烧，温度持续上升。第三天烧到最高时，开始出疹子，疹子与疹子之间可以看到正常皮肤；还会有"卡他症状"，可以看到"麻疹黏膜斑"。换句话说，麻疹的表现是"发烧三天，出疹三天，消退三天"。

猩红热的疹子，在皮肤潮红色的基础上，可以看到密集、均匀的"鸡皮样"红疹。疹子与疹子之间没有正常皮肤，可以看到"帕氏线""口周苍白圈""杨梅舌"等，还会有扁桃体炎的特征。

名称	水痘	麻疹	幼儿急疹	猩红热
潜伏期	10~21天	6~21天	7~17天	1~12天
初期症状	低热，咳嗽、流鼻涕、厌食	发热、咳嗽、流涕	突然高热	发热、咽喉红肿疼痛
出疹、发热	发烧后1~2天出皮疹	发热3~4天出疹，出疹时发热更高	发热3~4天出疹，热退疹出	发热几小时~1天出疹，出疹时高热
皮疹特点	玫瑰色斑疹自头皮、面部至前胸、后背、四肢手脚。出疹后伴有水疱疹，2周后皮疹结痂脱落。水疱疹破裂可引起色素沉着	玫瑰色斑疹自耳后到额面、颈部、到四肢躯干。3天左右出齐，疹退后遗留棕色色斑	玫瑰色斑疹，相比麻疹细小，出疹没有顺序，疹后1~2天消退，无色素沉着、无脱屑	细小红色丘疹，皮肤猩红，自颈、腋下、腹股沟处开始，2~3天遍布全身，疹后无色素沉着，有大片脱皮
血常规	白细胞总数下降，淋巴细胞升高	白细胞总数下降，淋巴细胞升高	白细胞总数下降，淋巴细胞升高	白细胞总数升高，中性粒细胞升高

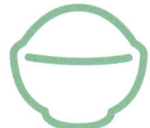 ## 饮食推荐

儿童患病期间应适当多饮水,宜食用清淡、易消化、富有营养的高蛋白、高维生素食物,避免辛辣油腻的食物。

饮食原则

水痘及麻疹患儿要以高营养、易消化的食物为主,最好是流质或半流质,可以给患儿喝绿豆汤、小麦汤、小米粥等,注意不能太油腻。

猩红热的患者在饮食方面,要适当地吃一些含维生素、矿物质比较丰富的食物,根据不同的病情来调整饮食。患病早期应该吃高蛋白的流质饮食,如牛奶、豆浆等,咽痛有所缓解后食用半流质饮食,然后逐渐过渡到正常饮食。饮食要清淡并且富含营养。

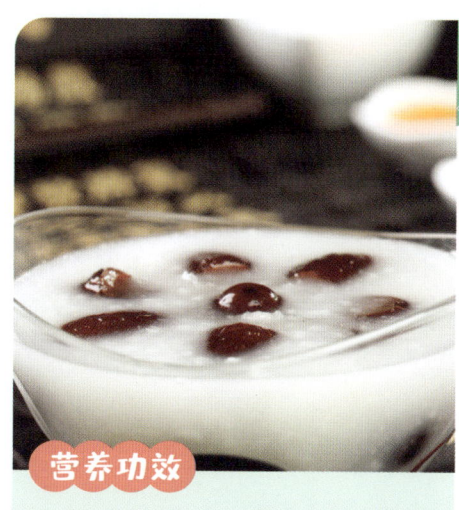

营养功效

牛奶中含有丰富的蛋白质和钙质。用牛奶煮粥可以补充能量,对于增强孩子的免疫力有好处。

牛奶红枣粥

原料: 大米50克,牛奶250毫升,红枣适量。

做法:

1. 红枣洗净,去掉枣核。

2. 大米洗净,用清水浸泡30分钟。

3. 锅内加入清水,放入浸泡好的大米,大火煮沸后,转小火煮30分钟,至米粒软烂。

4. 加入牛奶和红枣,小火慢煮至牛奶烧开,粥浓稠即可。

图书在版编目(CIP)数据

北医三院儿科专家鲍慧玲：守护孩子呼吸道，不发热、不咳嗽、不感冒 / 翼下健康，鲍慧玲主编 . — 北京：中国轻工业出版社，2021.11

ISBN 978-7-5184-3628-6

Ⅰ.①北… Ⅱ.①翼…②鲍… Ⅲ.①小儿疾病－呼吸系统疾病－防治 Ⅳ.① R725.6

中国版本图书馆 CIP 数据核字 (2021) 第 163920 号

责任编辑：张　弘　　　　责任终审：高惠京

整体设计：奥视读乐　　　责任校对：晋　洁　　　责任监印：张京华

出版发行：中国轻工业出版社（北京东长安街 6 号，邮编：100740）

印　　刷：北京博海升彩色印刷有限公司

经　　销：各地新华书店

版　　次：2021 年 11 月第 1 版第 1 次印刷

开　　本：710×1000　1/16　印张：11.5

字　　数：200 千字

书　　号：ISBN 978-7-5184-3628-6　　定价：49.80 元

邮购电话：010-65241695

发行电话：010-85119835　传真：85113293

网　　址：http://www.chlip.com.cn

Email：club@chlip.com.cn

如发现图书残缺请与我社邮购联系调换

210338S2X101ZBW